地域を変える、日本の未来をつくる！

地方病院からはじまった型破りなイノベーション

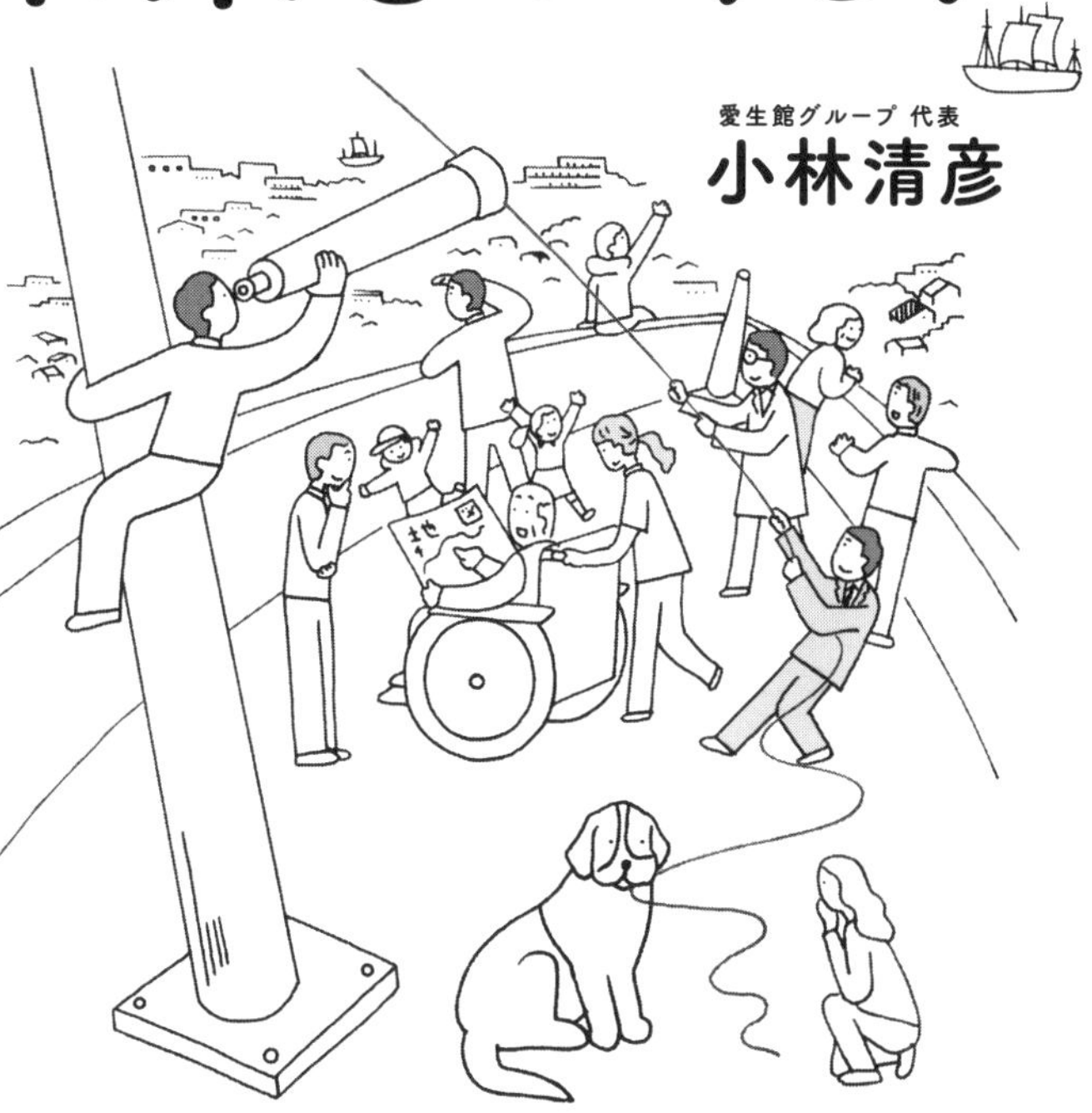

愛生館グループ 代表
小林清彦

Discover BP
ディスカヴァー ビジネスパブリッシング

はじめに

社会が変われば、社会保障も変わっていかなければなりません。

しかし、現代社会においては、「変わる」ことの優先順位やスピード感が立場によってズレがちです。そのため、10年前に立てた計画を敢行する頃には、時代の変化スピードによって、それが既に地域に意味を為さない場合が往々にしてあるのです。「変わらなければいけない」という問題意識を持っている人は多くいます。しかし、「いつまでに」という時間軸が人によって異なるため、危機感のレベルに大きな差が生じているのです。

とくに大きな組織や行政機関では、既存のルールを守ることを優先するあまり、スピード感のズレがあると感じます。変化するスピードが速い時代に〝完璧〟を準備していたら、機を逸することがあるのです。まして、さまざまな価値観を持つ地域の人々の課題に対しては、たとえ計画が未完成でもまず行動することが大事だと思います。

愛生館グループは、1945年に愛知県碧南市で小林医院を開設して以来、移り変わる社会の中で常に地域の課題と向き合い、自分たちにできる最善の答えを模索してきました。そして地域と共に育まれながら、時代とともに変わりゆく地域から求められる役割に応じて医療オンリーから事業形態を変え、医療・介護・福祉の複合体へと成長してきました。

病院や介護施設は、地域の人々が生活する上で困ったときに関わる場所。だからこそ私たちが目指してきたのは、必要なときに「あって良かった」と感じてもらえる地域にとっての黒子《くろこ》のような存在です。言い換えれば〝地域のセーフティネット〟であることが、私たちの大きな役割だと捉えています。私たちは、医療・介護・福祉を多重構造化することで支援から抜け落ちてしまう人が一人でも減るよう、「この地域で自分たちができること」を常に探り、地域づくりに尽力してきました。

私たちが携わっている医療・介護・福祉は社会保障の分野であり、国の財源を使って整備するものです。しかし、原資となる国内総生産（以下GDP）は、かれこれ20年伸びていません。周知の通り、日本は多くの資源を海外からの輸入に頼っています。またロシア軍のウクライナ侵攻以降、日本とアメリカとの政策金利の違いが招いた円安が追い打ちをかけてGDPは下がる一方で、社会保障費の財源確保も難しくなっています。そうした状況を鑑み、「財源がなくなっている」と警鐘を鳴らしても、うっすらと危機感を抱きながら「まだ国は提供してくれているじゃないか」と思っている人が大半なのではないでしょうか。

残念ながら、今の延長線上には未来はないので、社会保障も不変のままでは成り立たないのです。

愛生館グループが開業して間もなく80年が経ちます。その間、医療を取り巻く環境は大きく変わりました。ここ数年だけでも、高齢者の医療費自己負担の割合は1割から2割へ、対象年齢が70歳から75歳へと引き上げられています。他にも介護療養病棟の廃止など、時代とともに変化した制度やルールは多々あります。これらの背景にあるのは、少子高齢化や人口減少といった社会の変化です。

変わり続ける社会の中では、目の前の事象だけを見ていてはいけません。世界を含めた社会的な変化が日本、ひいては地域に複合的に影響していることを理解し、それが未来にどのような影響を及ぼすかを考えてみる必要があると言えるでしょう。

身近な地域の問題に置き換えてみると、想像しやすいかもしれません。医療・介護・福祉はとくに、地域で生活する人たちの状況で提供する量などが大きく変わってくるものです。愛知県を一つの例にとっても、過疎化が進む山間部がある一方、まだまだ人口増加が著しい地域があるなど、それぞれの町で必要とするリソースはまったく異なります。社会の変化とともに、そうした地域の課題も変化していくのが常であります。そうした課題解決に向けてサポートできるようなモノ・コトを増やしていくことも、地域と共に生きる私たちの使命だと思っています。


ここで、少しだけ私自身のことをお話しさせてください。

私は祖父、両親が医師という家庭に生まれ、幼い頃から進むべき道を決められているような環境で育ちました。きょうだいは姉が二人と弟の四人姉弟でした。産まれて間もなく死別した兄がいますが、実質長男である私の肩にかかる重圧は、幼い私には背負いきれませんでした。さまざまな重圧の影響が重なり、中学生になる頃に心の病にかかり、全身脱毛症を患いました。高校生になると、かつらを被って片道1時間の道を通学しなければなりませんでした。学業も遅れ、医師への道はいつしか遠のき、親元を離れて長野県の大学で歯科医師を目指すことになったのです。医師と歯科医師では、病院経営者の概念において大きな差があります。そうした背景もあり、その頃の私は父からの事業承継について諦めることにしたのです。

そんな私に転機が訪れたのは、歯科臨床研修医のときでした。小林記念病院で大量離職が起こり、愛生館グループは法人崩壊の危機を迎えたのです。理事長として経営にも携わってきた父は、そのときはじめて経営者とは医師の仕事の延長線上にあるものではなく、まったく別の道にあると悟ったそうです。そんなとき、歯科医師臨床研修を受けていた私に、父は「歯科医師」として臨床の道を進むのではなく、「経営者」として三代目を継承し理事長となることを提案してくれました。

心の病からなんとか立ち上がって、歯科医師になる研修中だったこともあり、大いに悩みました。その当時の私は、経営者となることは、青春時代をかけて学び取得した国家資格を捨てるということだと思っていましたから。私はさまざまな方に相談した上で決意を胸にした日の夜、思えば幼い頃から数えきれないほどの葛藤と戦ってきましたが、結局、私の歩く道は愛生館にあると思ったのです。

経営者を目指した私には、3人の師匠がいます。一人は、医療経営者として大きな背中を見させていただいている社会医療法人大雄会の伊藤伸一先生です。そして二人目は、経営者として求められる考え方や能力、モノの見方など、多岐にわたって指導をしてくれている小宮一慶氏。そして、経営者として何よりも大事な「考え方」の重要性を京セラ株式会社の創業者であり、日本航空株式会社の名誉会長だった稲盛和夫氏から学びました。この3人の師匠のおかげで、経営者に必要な心の在り方から経営におけるノウハウまで、今の私にとっての大きな素地をかたちづくることができました。また、私が未来思考や地域、時代を俯瞰して見て判断する視点は、医師兼経営者ではなかったからこそ培われたものだと自負しています。これは、歯科医ではなく、経営者の道を示してくれた父のおかげだと感謝しています。

私が愛生館グループで経営に携わり、早20年が経ちました。この間、変化する社会環境の中、さまざまな地域社会の課題解決に向けて取り組み、かたちにしてきました。そして時には、さまざまな業界慣習などの壁と向き合うことも求められました。

本書では、それぞれの現状と抱える課題に焦点をあてながら、今を生きる自分たちだけでなく未来を生きる人たちのために、「私たちが今できることは何か」のヒントを指し示す内容になっています。

順序立てて読んでいただいても、気になる項目からでもお楽しみいただけるようにまとめました。ご自身が現在置かれている環境の中での課題解決に少しでもお役に立てればと思います。

自分たちさえ良ければいいということではなく、未来のためには今やらなければいけないことがあります。それが今の時代を生きる我々の責務です。本著を通して、「地域のために、組織のために、そして未来のために変わらなければ」と思い、行動する人が一人でも多く増えることを願っています。

愛生館グループ代表
小林清彦

第1章

医療・介護・福祉

EPISODE

医療・介護・福祉の現場こそ「今のあたりまえ」を疑い「既存を変える」勇気を持て

第2章

地域社会とのつながり

EPISODE

地域でつながる機会を創出し
0歳から100歳まで人と人の縁《えん》をつなぐ街づくり

第3章

組織と人（フィロソフィ）

EPISODE

組織の成長、働く人の幸せを引き寄せるのは組織が示す経営哲学（フィロソフィ）

第4章

今、できることは何か

EPISODE

地域共生社会の中でだれもが幸せになる道を未来思考で創造していく

第1章

医療・介護・福祉

人口減少は
次世代に
何をもたらすのか

医学も人類もその進化はめざましく、今や人生１００年と言われる時代を迎えています。世界人口は２０２２年秋に80億人に達し、遅かれ早かれ１００億人を超えると言われている中、日本では人口減少が大きな問題となっています。終戦直後は７２００万人だった人口は右肩上がりに増え続け、２００４年に1億２７８４万人となりました。ところがこの年をピークに人口が減りはじめ、２０２２年11月現在、日本の人口推計は1億２４８５万人となっています（総務省統計局）。こうした背景には、加速する少子高齢化などが要因としてあるわけです。日本の人口減少という事象を知っている人は数多くいます。しかし、日本から人が減っているスピード感やダメージをイメージできている人は、ほんの一握りかもしれません。

医療・介護の需要は、人口ととても密接な関係にあります。国内でもとりわけ人口増加が見込まれる東京では、高齢化に伴ってその需要は当然増えます。逆に、人口減少が進む地域では需要が減ると予想されています。

日本では戦後、高い経済成長を背景に、ケアする環境の向上や仕組みの充実に加え、手厚い社会保障のもと、高齢者や障がいを持つ人にとって生きやすい社会になってきたのは明らかです。しかし、今後もこのような環境は維持できるのでしょうか。周知の通り、社会保障費は国民の税金によって賄われています。社会保障が手厚くなるほど税金は必要となります。

社会保障を考える上で国家財政への視点も外せません。今の日本のＧＤＰ（国内総生産）はアメリカ、中国に次いで世界3位の経済大国です。しかし、ＧＤＰは人口の推移に大きく影響されることから、長期的に考えると大きな不安があります。また、日本政府の借金（国債と借入金、政府短期証券の残高合計）は１２４１兆３０７４億円と過去最大を更新しました（２０２２年3月時点）。これを国民一人あたりで換算すると１０１１万円の借金です。そしてこの返済を負うのは、間違いなく次世代なのです。

国内の人口減少は抗えませんが、そのダメージは私たちのとても身近なところにあります。だれが、どこまで対応するべきなのか、社会保障の課題として向き合う必要があるのではないでしょうか。

長期的な人口の推移と将来推計

現状の人口減少が継続することを前提とすると、2100 年には日本の総人口は５千万人弱まで減少し、明治末頃の人口規模になる見込み。

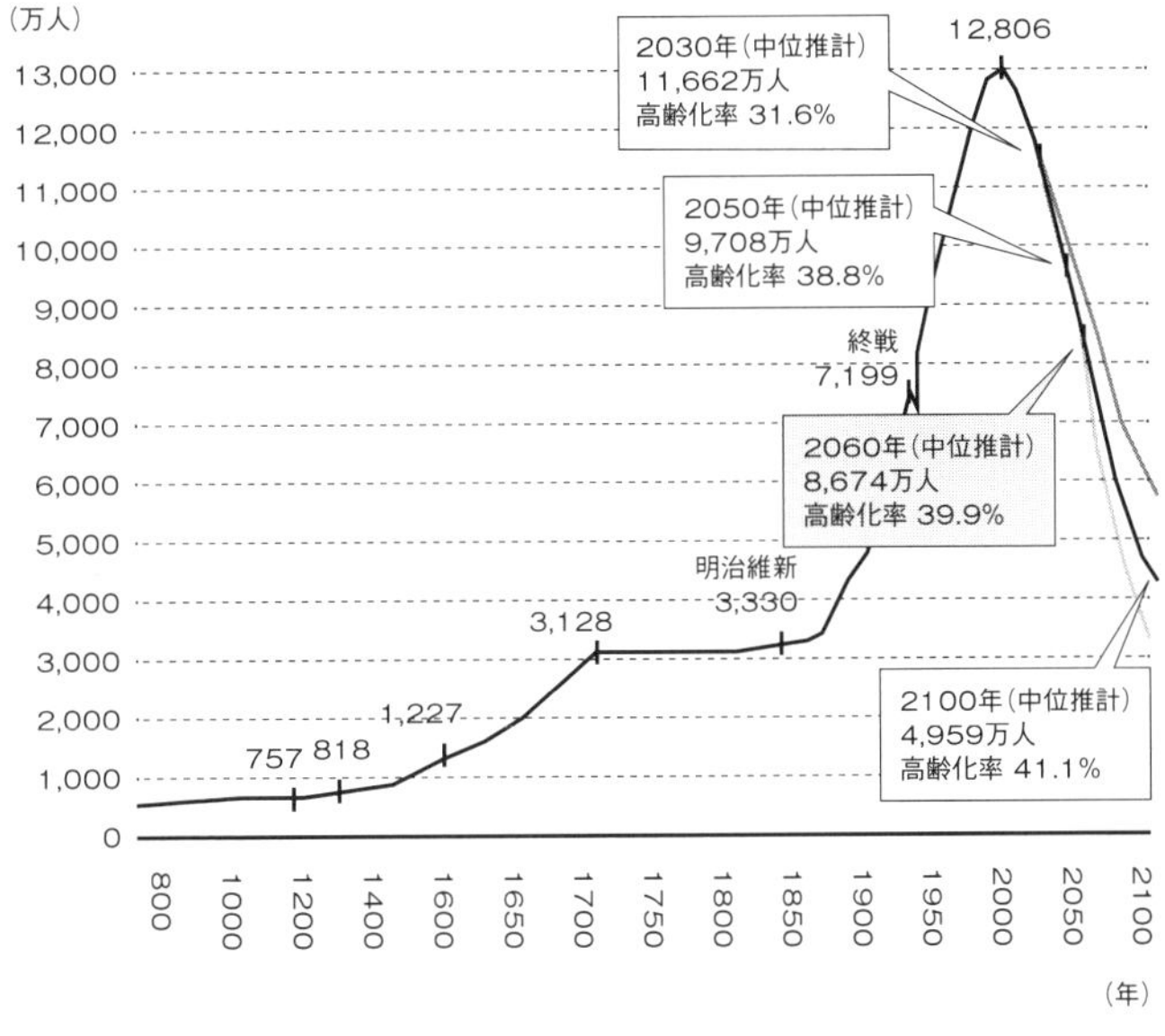

(出典)国土交通省「国土の長期展望」(2011年)をもとに作成。
2010年以前の人口：総務省「国勢調査」、国土庁「日本列島における人口分布の長期時系列分析」(1974年) それ以降の人口：国立社会保障・人口問題研究所「日本の将来推計人口(平成24年１月推計)」

医学、人類の進化が疾病構造を変える

医療、介護、福祉を取り巻く社会環境の今を考えるとき、私たちはまず、疾病構造の変遷を振り返らなければいけません。

昭和、平成、令和という時代の中、人が罹患する疾病構造は大きく変わりました。戦争直後は、日本全体が復興に向けて先人の方々ががんばられていた時代です。食生活も現代のような豊かさはありませんから、何か病気にかかっても抵抗する免疫力が十分ではありません。また、戦後の高度経済成長に伴って産業が発展すると、自動車や工場が一気に増えました。しかし、安全機能が追いついていないところがあり、事故やケガがたくさんありました。つまり、昭和から平成までの医療機関の役割は、感染症やケガの対応が中心でした。その後、技術の進歩、医学の進歩によって感染症やケガが激減しました。こうして「激減」した一方で、新たな社会課題が二つあります。それは成人病と長寿化です。

昭和40年代以降、栄養状態はかなり改善されていきました。ですが、偏った食生活や喫煙、飲酒などの影響で脳血管疾患やがん、心臓病が死亡疾患の上位を占めるようになりました。成人病と総称されていたこれらの疾病が、平成に入ってから生活習慣病と名称を変えたのは日常生活上の運動不足やストレス、睡眠等も要因と捉え直したことによるものです。令和の今も、死因の50％以上を占めています。

もう一つの長寿化ですが、ＷＨＯ（世界保健機関）が発表した２０２２年版の世界保健統計において、平均寿命が最も長い国は日本で84・3歳でした。日本は世界屈指の長寿国なわけですが、平成時代はこの長寿化によって介護問題や認知症人口の増加といった新たな社会課題が生まれました。そのため、平成後期からはＱＯＬ（クオリティオブライフ／生活の質）の向上が問われる時代になってきています。

このように、疾病構造は昭和、平成、令和と、医学と人を取り巻く社会背景のもとで変化してきましたが、愛生館グループではこうした疾病構造の変化に対してその都度、地域に何が足りないかを考え、提供してきた歴史があります。

軍医だった初代理事長の小林清が、愛知県碧南市に小林医院を開業したのは１９４５年の終戦の年でした。当時の日本は物資欠乏の時代。医療資源も当然ままならず、結核や伝染病が蔓延しても患者を入院させる場所がないどころか薬品の調達にも苦労したようです。自転車で往診に飛び回り、盲腸手術をした患者を術後、担荷に乗せて自宅の2階で治療をしていました。このような話を伝え聞くにつれ、地域密着の医療の素地はこの頃からあったのだと実感します。

二代目理事長となった小林武彦は、病院を１９６床の規模へと全面改築し、地域の急性期病院としての役割を担っていきました。１９８２年に老人保健制度が始まると、碧南市の人口状況や高齢化を鑑みて、碧南市で最初の老人保健施設の開設にも着手しました。折しも市民病院をはじめとした医療機関が碧南市に誕生したこともあり、これを機に愛生館グループは変わりゆく地域においての役割分担を踏まえた上で、高齢化社会という社会問題を解決していく方向に大きく舵を切りました。こうして、医療・介護の複合体へと変わっていったのです。

社会が変われば
社会保障も変わら
なければならない

ところで、時代が変わっているのは明らかであるのに、世の中の仕組みが変わっていないと感じることはないでしょうか？

医療・介護・福祉業界を見ると、大原則を変えないまま新たな仕組みを追加しているように感じます。それを築年数の経った建造物にたとえるなら、基礎の部分が老朽化しガタが来ていて基礎工事からやり直さなければならないのに、うわものだけを修繕している、そんな状態なのではないかなと思っています。

「社会が変われば、社会保障も変わる」という言葉があります。

社会保障とは、国民の安心や生活の安定を支えるセーフティネットであり、社会全体で支えなければいけないところを国全体で稼いだお金の一部を使って整備しようというものです。社会は変化しているのに、社会保障の基礎が変わっていないと思ったことはありませんか？

たとえば、母子手当と長らく呼ばれてきた児童扶養手当があります。これは児童扶養手当法に基づき、ひとり親世帯の生活の安定と自立の促進に寄与するために支給される給付金制度で子どものための福祉施策の一つです。18歳になった後の最初の3月31日まで（障がい児の場合は20歳）の児童を養育する人（父、母あるいは祖父母）がその対象となります。

では、母子手当はどのような時代に、どのような理由でつくられたものなのかをご存知ですか？

私がそう尋ねると、ほとんどの人はしどろもどろしてしまうのです。名は体を表すと言ったように、これはシングルマザーのためにつくられた制度です。児童扶養手当法は１９６１年に制定されたものですが、それ以前には国民年金法によって死別母子世帯に向けて母子年金として支給されていました（１９８６年の制度改定で遺族基礎年金に移行）。

一家の大黒柱が突然亡くなり、幼い子どもを抱えた母親がフルタイムで働ける職場もなく困窮する家庭環境があります。昭和の時代、女性が一家の大黒柱となるには、大変厳しい社会でした。そのため、このような人たちに向けて社会が保障しなければいけないとつくられたのが、母子手当なのです。

令和の今はどうでしょうか。ジェンダーレスの時代となり、企業は産休・育休制度を整え、女性の管理職登用など性別に関係なく活躍できるよう、国が推奨しています。しかしその実際は、４割強の母子世帯ではパートやアルバイトで生計を立てざるを得ないようです。また、ひとり親世帯になった理由の7割以上が離婚であることから、制度ができた当初の〝死別によって路頭に迷った母子世帯を支援する〟といった根源的な事情は、とうに薄れてきています。

これは、社会が変わっているのに社会保障が変わっていない、わかりやすい具体例だと思います。

長い間、変わらないままに受け入れてきた「あたりまえ」を、時には疑ってみることも大切です。そして、必要ならば基本的なルールを見直し、実態に合わせて変える勇気を持つことも大事なのではないでしょうか。

〝患者〟という呼称は果たして今の時代に合っているか

疾病構造は昭和、平成、令和と年号をまたいでいく中、大きく変わってきました。ひと昔前、医療機関では、診察をする側も受ける側も「医療は疾病やケガに対してすべて治す」といった概念があったと思います。それは必ず完治させるという意味合いではなく、疾患（病気やケガ）を治したい人がやってくる場所が病院や診療所などの医療機関であったということです。また、疾患を有した方（患う者）を患者と呼んでいます。そして病院での治療でケガや疾患が治って退院していくと、その人は患者ではなくなる、そんな風に表現すれば、現代の医療と人の関係性がわかりやすいかと思います。

ところが近年の長寿化によって、このあたりまえだと思っていた医療と人の関係性は大きく変化しています。それは、地域で日常生活を送っている多くの人が「疾患を有しながら生きている」ということです。

ほとんどの場合、病院に通院はしていないが在宅や施設で疾患を有している人を患者とは呼びません。もしかしたら、長寿化や疾病構造の変化といった社会背景を鑑みたとき、患者という言葉自体、もはや今の時代にマッチしていないのかもしれません。

こうした背景も踏まえ、疾患を有しながら生きていく人たちに対して、医療に携わる我々専門職の一人ひとりがどのように関わっていくのかも、これからの課題です。これから加速する長寿化によって、医療の視点から生活へ転換していくというところにつながってくるものと思っています。

では、「医療の視点から生活への転換」とはどのようなことでしょうか。

まず、救急車の受入れを集中的に受け入れる病院を急性期病院と言います。この病院は医療資源が集中投下される場所であり、生活の要素は非常に少ない部分です。言い換えれば、命を救う医療提供が中心で介護福祉の要素が大変少ない、ということです。

命を救うことができた後は、日常生活を送れる体制構築が必要となります。そこで次にリハビリが中心となる回復期の病院がその役割を多く担っています。この病院では、1~3カ月の長い期間をそこで生活することになりますので、療養環境の整備やお風呂介助なども要し、生活を支えるという視点が割合として増えてきます。また、リハビリが中心です。

回復期病院で、日常生活への移行が可能になった後、在宅や施設に移ります。集中的な医療やリハビリは不要ですが、機能を維持するためのリハビリや、日々の投薬や症状のチェックなど、少なめの医療が必要となることが多いのです。また、生活支援が必要な方が多いことから、介護・福祉サービスが適宜投下されます。

このように、医療と介護・福祉というのは、それぞれのステージで、医療資源、介護・福祉資源の配分割合が違うだけのことです。ただ、国家資格の集団が集中投下されている病院組織に属すると、自分たちの提供している医療は特別なのだという考えを持つ人がいるのも否めません。つまり、医療、介護、福祉の事業分けとは、それぞれ専門職としての資源提供量が異なっている、というだけなのです。個々の経験値には差があるかもしれませんが、医療、介護、福祉という職や提供するサービスにおいて、上も下もないのです。とくに地域包括ケアという概念においては、それぞれが役割を果たしながら連携することで、地域におけるセーフティネットが成り立っていると思っています。

機会の平等は必要、
でも結果の平等を
求めてはいけない

社会をつくる最小単位を家族としたとき、家族は一番歩みが遅い人に速度を合わせるべきだと思っています。たとえば動物園や、山登りで、幼児や高齢者の歩くスピードに合わせるように。

しかし、組織というものは、外部環境の歩みに合わせなければいけないものだと私は思っています。なぜなら、組織を外部環境に合わせなければ、時代に取り残されてしまうからです。場合によっては、社会からその組織が必要とされなくなります。必要とされる組織であり続けるために、何をすべきかを常に外部環境を見ながら考えなければいけないということです。けれども、日本という国はどちらかというと、その外部環境ともいうべき世界情勢より、現在の日本の状態にばかり目を向けている気がします。円安が物価上昇を招き、日本銀行の金融緩和施策があらためて問われていますす。こうした海外と金利を含めた差が生じてきているのも、変化する外部環境に歩みを十分に合わせられていないことにも要因があると思うのです。

これは教育の思想にも感じています。欧米の先進国の学校では、飛び級制度が取り入れられています。これは学年制や等級制を取っている学校が、学びのレベルに応じて学生たちが上のグレードへとステップアップできるものです。一方、日本の教育は年齢主義に基づいているため、中学校までは飛び級を行っていません。それぞれの良さがあると思います。ただ見方を変えると、成績優秀な学生も学ぶ歩みの遅い学生の速度に合わせなければならないことから、一部で成長の機会を奪っているとも言えるのです。教育という機会の平等は確かに必要です。しかし、他の機会を奪ってしまうような在り方になっているのであれば、考える必要性があると思います。

そう考えたとき、社会保障においても、自由の裏側に自己責任があるという原理原則をきちんと追求することも必要です。一つのわかりやすい事例として、生活保護制度について紹介します。

日本では、「生活保護制度は生活に困窮する方に対し、その困窮の程度に応じて必要な保護を行い、健康で文化的な最低限度の生活を保障するとともに、自立を助長することを目的としています」と、厚生労働省がその趣旨を定めています。そして、同じような仕組みがデンマークにもあります。しかし、給付を受け続ける際のルールに、それぞれの国で考え方の違いがあります。どちらの国も失業者に対して、窓口となる福祉事務所では、当該の人が持っている資格や能力に合わせて仕事をマッチングします。その中で、当該の人がその仕事は自分には向かないと自身で判断し、「その仕事はやりたくない」と断った場合、デンマークと日本における対応の違いは顕著です。

福祉事務所が「わかりました」と承諾し、引き続き生活保護費を渡しながら別の仕事をさらに探してくれるのが日本です。それに対してデンマークでは、「あなたは仕事ができる状況にあるにもかかわらず、自身の希望で仕事をしない選択をしました。行政は今後、あなたに生活保護を給付しません」とするのです。

これは厳しい通達でしょうか？　やる、やらないという一つの幸せの決定権が自分自身にあり、個人の考えを尊重するデンマークの仕組みのほうが、私はずっと正当だと感じます。なぜなら、自由の裏側に自己責任は必ずついてまわるものだからです。

それを踏まえて日本の生活保護制度をあらためて考えると、「言ったもの勝ちの社会」あるいは「機会は平等で、結果は不平等」だと感じませんか？　職業選択の自由を盾に権利を主張し、その裏側にある自己責任を追求しないでも生活保護費を受給して生きていける環境があるのだなと感じてしまうのは、決して私だけではないはずです。デンマークもかつては日本と同じ仕組みでしたが、こうした制度の問題点を国民が疑問に思い、制度を変えたのです。

地域包括ケアシステム発足から10年余、その手応え

医療・介護・福祉はそれぞれの事業間の線引きが難しくなっていることから、地域包括ケアシステムが目指す「地域ごとでの連携のシステム化」を推進していくことが不可欠だと考えています。

地域包括ケアシステムとは、人口減少社会における介護需要の急増を鑑みて、介護が必要となった高齢者をその家族をはじめ地域住民、そして地域の医療機関や介護・福祉の専門職に就く人らと連携し、要介護高齢者が自分らしい生活を最期まで地域の中で続けられるよう助け合う体制のことです。「住まい」「医療」「介護」「予防」「生活支援」の５つのサービスを一体的に提供できるケア体制を、地域で構築するものです。その起源は１９８０年代に広島県の公立総合病院で「寝たきりゼロ」を目的として始まった取り組みで、介護保険制度の改正に伴って２０１１年に各自治体でのシステム構築が義務化されました。

地域包括ケアシステムという概念ができる前は、医療、介護、福祉の各機関が自分たちの施設や事業所へやってきた患者または利用者に対し、自分たちのところでできる限りのサービスを提供しようという態勢でした。しかし、各機関それぞれに持てる資源には限りがあり、サービスの質を向上させたくても限界があったのです。

愛生館グループでは、介護保険が始まる前の1998年頃から地域のみなさまの、より高まる医療と福祉のニーズに総合的にお応えしていきたいという想いから、地域の診療所との連携を大切にしたケア・システムとして、「愛生館コバヤシヘルスケアシステム」の構築を目指してきました。しかし、地域包括ケアシステムという言葉が出始めてからは連携して支え合わなければいけないという概念がグループ内にもさらに強く浸透しました。昨今は時代と組織の変化を踏まえ、「0歳から100歳までの方々を支援する仕組みづくり」へと、次なるフェーズに進んでいます。

地域包括ケアシステムが義務化され、10年以上が経ちます。思えば、「65歳以上の高齢者が2025年には3657万人となり、日本は超高齢化社会になる」と、その警鐘が鳴らされて以降は、地域包括ケアシステムの構築は2025年を目標に、医療・介護・福祉は同じ方向を見つめて動いてきました。実際、高齢化をキーワードに社会の状況が変化したことで各方面の制度も変わりました。そして、医療・介護・福祉の各機関においても提供するサービスの中身を変化させています。

地域包括ケアシステムが施行されてから10年間の成果を考えたとき、役割分担で地域を支える考え方は十分に浸透してきたと言えるでしょう。

地域包括ケアシステムの姿

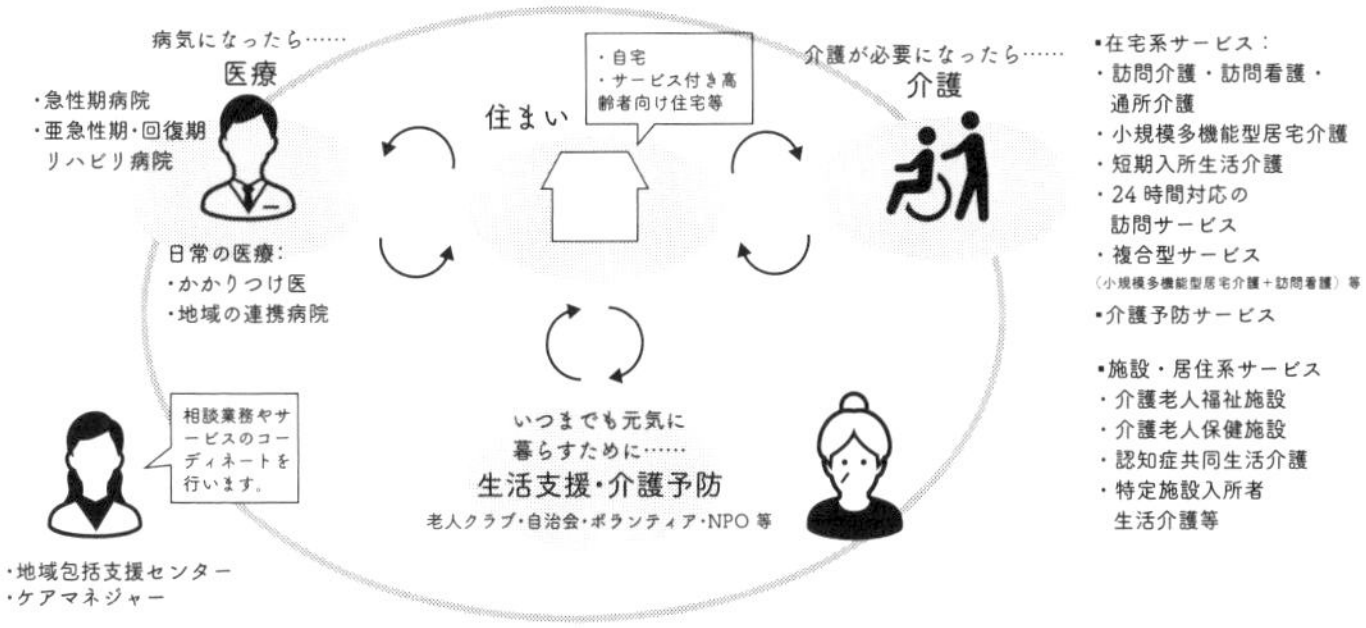

病気になったら……
医療
・急性期病院
・亜急性期・回復期
リハビリ病院
日常の医療：
・かかりつけ医
・地域の連携病院
・自宅
・サービス付き高齢者向け住宅等
住まい
介護が必要になったら……
介護
■在宅系サービス：
・訪問介護・訪問看護・通所介護
・小規模多機能型居宅介護
・短期入所生活介護
・24 時間対応の訪問サービス
・複合型サービス
（小規模多機能型居宅介護＋訪問看護）等
■介護予防サービス
■施設・居住系サービス
・介護老人福祉施設
・介護老人保健施設
・認知症共同生活介護
・特定施設入所者生活介護等
相談業務やサービスのコーディネートを行います。
いつまでも元気に暮らすために……
生活支援・介護予防
老人クラブ・自治会・ボランティア・NPO 等
・地域包括支援センター
・ケアマネジャー

※地域包括ケアシステムは、おおむね 30 分以内に必要なサービスが提供される日常生活圏域（具体的には中学校区）を単位として想定

市町村における地域包括ケアシステム構築のプロセス（概念図）

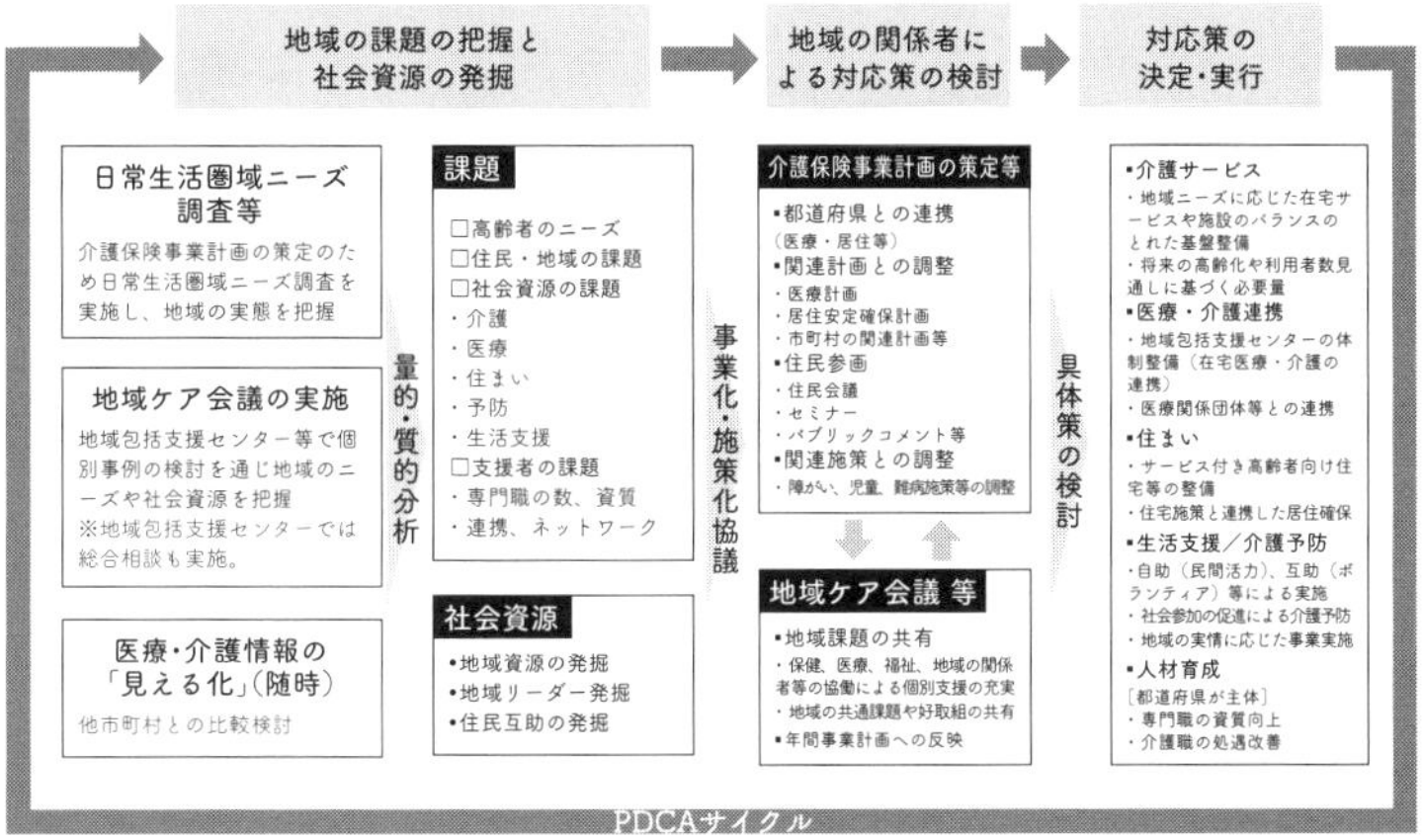

地域の課題の把握と社会資源の発掘
地域の関係者による対応策の検討
対応策の決定・実行
日常生活圏域ニーズ調査等
介護保険事業計画の策定のため日常生活圏域ニーズ調査を実施し、地域の実態を把握
地域ケア会議の実施
地域包括支援センター等で個別事例の検討を通じ地域のニーズや社会資源を把握
※地域包括支援センターでは総合相談も実施。
医療・介護情報の「見える化」（随時）
他市町村との比較検討
量的・質的分析
課題
□高齢者のニーズ
□住民・地域の課題
□社会資源の課題
・介護
・医療
・住まい
・予防
・生活支援
□支援者の課題
・専門職の数、資質
・連携、ネットワーク
社会資源
■地域資源の発掘
■地域リーダー発掘
■住民互助の発掘
事業化・施策化協議
介護保険事業計画の策定等
■都道府県との連携
（医療・居住等）
■関連計画との調整
・医療計画
・居住安定確保計画
・市町村の関連計画等
■住民参画
・住民会議
・セミナー
・パブリックコメント等
■関連施策との調整
・障がい、児童、難病施策等の調整
地域ケア会議 等
■地域課題の共有
・保健、医療、福祉、地域の関係者等の協働による個別支援の充実
・地域の共通課題や好取組の共有
■年間事業計画への反映
具体策の検討
■介護サービス
・地域ニーズに応じた在宅サービスや施設のバランスのとれた基盤整備
・将来の高齢化や利用者数見通しに基づく必要量
■医療・介護連携
・地域包括支援センターの体制整備（在宅医療・介護の連携）
・医療関係団体等との連携
■住まい
・サービス付き高齢者向け住宅等の整備
・住宅施策と連携した居住確保
■生活支援／介護予防
・自助（民間活力）、互助（ボランティア）等による実施
・社会参加の促進による介護予防
・地域の実情に応じた事業実施
■人材育成
［都道府県が主体］
・専門職の資質向上
・介護職の処遇改善
PDCAサイクル

地域包括ケアシステムの新たな方向性を探る

日本の人口減少問題が言われるようになって久しいですが、2020〜2045年にかけて介護の必要提供量が現状の半分以下になると予測されている地域が、全国には数多くあります。一方、冒頭で言及したように国内では人口が減少する地域ばかりでなく、都心のような人口が集中する増加地域もあります。前者と後者では、地域包括ケアシステムの構築の仕方やそのアプローチ方法がまるで変わってくるのです。

地域包括ケアシステムはいわゆる「2025年問題」に対応すべく、計画当初に描いた「病院完結型から地域完結型への転換は、医療・介護・福祉の役割分担」という概念とともに定着しました。しかし、制度が施行された10余年前と比べて、今は人口も社会状況も大きく変化しています。

その点を踏まえ、地域ごとに置かれた医療・介護・福祉のサービス内容と、それらのサービスを必要としている人数を把握するとともに、人材を含めたサービス提供量とのバランスを見ながら制度を進めていくことが、地域包括ケアシステムの今後の課題と言えるでしょう。また、自治体が地域ごとで異なる人口を鑑みて、都市型、中間型、へき地型といった3種類のモデルを地域住民に提示するのも一つの案だと思います。

このような時代背景を受けて、愛生館グループでは「0歳から100歳までの方々を支援する仕組みづくりを通して、地域の方々に『愛生館があってよかった』と思っていただく」ことを2021年より事業方針として掲げています。そして、私たちの目指す姿が、医療・介護・福祉というセーフティネットの役割を担い、ホームグラウンドである碧南市・安城市に多重構造化して展開することで、地域の中でその支援から抜け落ちてしまう人を減らしたいと思っています。

このセーフティネットの多重構造化は、私たちが暮らすコミュニティだけで機能するものではありません。医療だけでなく、介護・福祉の領域のケアは多くの地域にとって深刻な問題です。とくに若者がどんどん都市部へ流出している地域では、高齢者同士で介護を行う「老老介護」、都市部へ引っ越しをしてしまった家族と離れたり、配偶者と死別するなどして高齢者一人で暮らす「独居老人」など、さまざまな社会課題が存在しています。そのような中で、すべての人が安心して暮らしていくためにも、セーフティネットの多重構造化はどの地域でも積極的に取り入れるべきだと私は考えています。

そうした意味でも、地域包括ケアシステムの定義が従来の「地域の高齢者限定」から、「赤ちゃんから高齢者まで、世代を超えて対応」できるシステムへと概念を変更する時期に来ていると感じているのは、私だけではないでしょう。

日本人の死に方の
価値観は
変わってきている

医療・介護・福祉の目指す姿を考えるとき、私たちは日本人の〝生き方〟――もしかするとそれは〝死に方〟と言い換えてもよいかもしれませんが――その価値観が大きく変わってきていることに気づかなければいけないでしょう。

戦後生まれの団塊の世代が２０２５年に75歳を迎えます。その前の世代の方々は、一分一秒を長く生きたいと思っておられました。また、医療従事者たちは医学の進歩をフルに活用し、その一分一秒を長くすることが責務だと考える時代がありました。

戦前、戦中生まれの人たちが一分一秒でも長く生きたいと思った背景には、やはり戦争体験があったからだと私は思うのです。目の前にいた大切な人たちがこつ然と亡くなってしまったからこそ、自分はその人たちの分も生きなければならないという使命感にも似た思いと、今、命があることへの感謝の気持ちがあるからこそ、「一分一秒でも長く生きる」思いが強いのではないでしょうか。

対して、団塊の世代と言われる人たちは、日本の高度経済成長期をオンタイムで体感してきた世代です。そのため、戦前生まれの世代のような「他人の分まで一分一秒を長く生きる」ことには価値観を見いだしていない傾向が強いように思います。

このように、戦前生まれと戦後生まれでは、「生き方」への価値観がどのように変わってきたかを考える必要があります。そして、その最重要基準が「一分一秒」よりも「自分が思い描いた生き方」へ、「長く」から「太く」へと変化してきたのが二者の大きな差だと言えます。

そして、その先には団塊世代よりも下の、私たちの世代があり、そのまた下の世代があります。世代によって価値観や文化は違います。もっと言うと一人ひとり違っているのですが、世代ごとに「基準」となる考え方があるはずです。

私たち世代が子どもの頃にはインターネットやスマートフォンはありませんでした。今では小学校に入学する前の子どもでも親のスマホを器用に操作します。お気に入りの動画サイトで動画を見たり、子ども向けのゲームをしたりします。死生観とは少し異なりますが、そのようなデジタルネイティブの世代の人々にとって住みやすい地域をつくるのであれば、私たち世代が「良い」と思っている施策や昔ながらの慣習がまったく的外れになるようなことも大いにあり得るということを理解せねばなりません。

本書全体を通してお伝えしているメッセージとも重なりますが、世代（時代）が変わっているのに、彼らを導く私たちの価値観はアップデートしないままでいいのでしょうか。戦前、戦後の生き方（死に方）が「長く」から「太く」に変わりましたが、これからの世代ではまた「長く」に戻るかもしれませんし、あるいはまったく別の価値観に変化していくかもしれません。

今後、このような考え方の変化は、医療・介護・福祉のニーズにも大きく影響するでしょう。そして、変化するニーズが社会との間でどこまでコンセンサスが得られるのかは、これからの時代において大きな課題となってくるのです。

医療・介護・福祉は常に時代に合った提供方法であるべき

前述した地域包括ケアシステムではありませんが、組織や社会で議論を要するようなテーマはいつもコンセンサスが必要です。そして、そのコンセンサスを得るためのプロセスには〝何カ年計画〟といった多大な時間をかけることが多々あります。そのため、何かしらの制度が施行できるかたちに整うまでに、大概の場合、発案時の状況とは時間軸がずれ、目に見えてタイムラグを感じたりすることもあります。なぜなら、コンセンサスを得るときは、たいていの場合が時間軸でいうところの「前の」価値観で得ているケースがほとんどだからです。

一般的に、「近い将来、こう変わるかも知れない」という仮説のもとでコンセンサスを得るのは極めて困難なことです。そのため、時代を先取りして制度を浸透させられるかについては、とくに行政の法整備において永遠の課題なのかもしれません。

日本は、コンセンサスを得ることに対しては非常に重要視する傾向があります。それは、島国であると同時に農耕民族のため、チームで畑をつくってきた歴史も背景にあると思います。そのため、同じ場所で共に長く生活していく上では、食物を奪い合い仲違いすることのないよう、コンセンサスを得続けることが生きるために必要だったのかもしれません。そしてそれが文化として根づいているのが、日本民俗の特徴だと思います。

対して、欧米諸国は狩猟民族です。日本と同じように、コンセンサスを丁寧に取っていたら、そのうちに獲物はどこかへ逃げてしまいます。だから、決断や合意を取ることに長い時間はかけられません。このような文化の違いから、変化にスピード感があるのが欧米諸国の特徴だと思います。

これは、どちらが良いという議論ではありません。本章の前段でも伝えたように、〝変化する外部環境の中で生き残るために何をすべきかを常に考えなければいけない〟ということろの話です。日本がグローバル社会の中で生きていかなければならない中で、日本の文化ややり方を重要視していると、世界の中で日本国が生き残れない時代に来ていると、私は危惧しています。

そうした中、医療・介護・福祉においての目指すべき姿は、どうあるべきなのでしょうか。私は、さまざまな価値観、概念が速く大きく変化する時代だからこそ、サービスを提供する側は自身が学んできたことや従来のやり方に固執しないことが大切と考えます。つまり、時代や環境に合った提供方法へと、その在り方を臨機応変に見直せるかどうかが鍵となってくるのです。

EPISODE

医療・介護・福祉の現場こそ「今のあたりまえ」を疑い「既存を変える」勇気を持て

EPISODE 01

特別養護老人ホームの病床を100床↓0床に

高齢者の人口変化に対して、行政は高齢者が生活できる環境を整備するという責務があります。その責務を遂行するために、高齢者のこれからの変化であるとか、それに対して行政は何をすべきか、さまざまな検討をしています。

私は、碧南市の高齢者福祉計画・介護保険事業計画を策定する会議の一員として参加していました。ある会議で、「特別養護老人ホーム（以下、特養）のベッドを100床、整備する必要性がある」という話題が出たのです。

聞いた瞬間、これは非常に危険だ、と私は思いました。

――本当に今この地域に、特養100床が必要なのだろうか。

私はそんな疑念を抱いたわけです。

愛生館グループには特養などの高齢者施設があります。また、県の業界団体の役員などもしていることから、高齢者事情に関してはそれなりに知識があるつもりです。私は事業所経営の立場から「特養１００床」がなぜ必要なのかを独自に考察することにしました。すると、そもそも特養が「足りていない根拠」として掲げた数字はサービス付き高齢者住宅（通称、サ高住）が除外され、高齢者の住まいとして計算式に入っていないことがわかったのです。そこであらためて、今後入所されるであろう高齢者の数と住まいの必要数を試算してみたところ、現状の施設数で足りると感じました。

私が「危険だ」と感じる要素は、その他にもう一つありました。一般的に高齢者のサービス提供量を検討する際、特養等の施設整備以外に、在宅サービス（以下、在宅）の環境を整えることが同時に進められています。つまり、施設と在宅の整備を同時に進めていくことで、突然充足しすぎてしまうことにより、供給過多になるリスクが潜んでいるのです。

そこで私はあらためて、特養１００床を整備するための背景を考えました。

特養の入居基準は介護度３以上。それを踏まえて、いろいろな社会環境の変化、それから生き方に対する価値観の変化（前述した「長く」から「太く」へと変化した高齢者の生に対する価値観）について、まず考えました。

次に考えたのは、建物への維持費です。建物は初期投資費用として造るコストに目が行きがちですが、維持していくコストについても看過できるものではありません。年数を重ねるほどに収益の減少が見込まれる一方、固定費は増えていくものです。こういった100床規模の施設は、使用目的と建物構造から減価償却資産の耐用年数は49年に該当します。要は約50年、その施設が残り続けるわけです。果たして、50年先に100床の特養が必要な世の中に本当になっているのか。負のレガシーになるのではないか。施設建設費だけでなく、人件費、維持費と長きにわたり無駄に税金が投与されるのです。たとえそれが時代に不要な施設であっても。

私はこの見解を会議のたびに訴え続けました。ですが、当然ながらくつがえる気配はありませんでした。そのような中、事務局から一つの折衷案が指示されたのです。

「今すぐ100床は必要ではありませんから、まずは29床の小規模特養で整備をしてみましょう。足らない部分は在宅などの整備数でチェックするとして、とりあえずやってみましょう」

言い続けてみるものです。その折衷案は会議体で受け入れられ、その年の整備計画は「小規模特養29床」で可決されました。そもそも「特養１００床」という数字は、当然ながら行政は県下近隣からすべて調整をした上で会議体に出してきた数字です。それが計画変更となったのは、とても大きなことなのです。

その後、29床の公募が始まりましたが、どこの事業所からも手が上がりません。そして、小規模特養29床の整備計画を提出して半年ほど経った頃、この地域の特養の待機者が激減していることが明らかになったのです。その情報を行政がキャッチし各施設へアンケートを取ってみると、現実に減っていることがわかりました。その後、29床特養の再公募が始まりましたが、それに手を上げる事業所はありませんでした。そして次々年度には、29床の特養の公募は取り下げられました。具体的な数字やアンケートによる現場の声から現実が見えたことで、行政は素早く判断してくれました。

計画段階で1年、間に整備計画を調整する会議があり、さらに計画決定まで2年。3年がかりの特養１００床計画は、こうして0床で終着したのです。

行政に現場の声を届けるのは簡単ではありません。

それでも私は会議の場で言い続けました。

「なぜ私たちがこの会議体のメンバーとして選ばれているのか。また時間を使って来ているのか。それは、地域社会の問題に多角的な視点を入れるために、市民を代表して、あるいは業界団体、学者を含めて声を届けるためです。

あらかじめ決定している計画を遂行する前提の会議であれば、私たちが入る必要はなくなります」と。

こういう発言は、見方によっては「生意気」だと思われることは承知していました。私は会議体のメンバーの中でも年齢的に若いほうなので、愛生館グループの後ろ盾があるから言いたい放題だと捉えられていたかもしれません。しかし、もともと私はどんな立場であろうと正しいと思う行動をとることは決めています。

そんな異端児扱いにもすっかり慣れている私ではありますが、特養の100床整備から小規模特養29床案に変更して可決した後は、さすがに針のムシロに座るような気持ちでした。

特養待機者が減ったアンケート結果が出た後、会議体のメンバーから「あのときに会議で言っていたことが実際になりましたね」と言われたときは、報われた思いがしたものです。

行政は10年先を見据え、数字の根拠に基づいてさまざまな計画を立ててくれます。確かに、ある一定の視点で見れば正しい面があるでしょう。ただ、そこの計画には含まれていない社会の変化や要素が新たに生じたのであれば、それをきちんとみんなであぶり出した上で、その計画の必要性を話し合うことも必要だと思っています。

既に決まっているからやる、ではおかしいのです。なぜなら、そのことで起きた問題は、決めてない次世代が負うからです。

今を生きる我々ができることは、既に決まっていることを鵜呑みにして遂行していくことではなく、本当にこれが未来にとって今やるべきことなのかを真剣に考えることです。おかしいものはおかしいと、異を唱えるのは恥ずかしいことではありません。極論ですが、偏った意見のまま実行していくことのほうが、恥ずかしいことです。人は必ず間違いを起こします。だからこそ、話し合うことは非常に大切です。もちろん、私だって間違うこともあるでしょう。ただ、今回のように、だれかが声を上げたことがきっかけとなり、何度でも話し合い、結果的に全員でより良い選択をすることができるはずです。重要なのは素直な心で異なる意見も受け止め、最善策を見極めていくことではないでしょうか。

KEYWORDS

真偽を疑い、計画を変える勇気を持つ

EPISODE 02

人材不足でも外国人技能実習制度を導入しないという選択

今、世の中には情報がたくさん溢れているだけでなく、フェイクも紛れています。散乱する情報に振り回されてしまうリスクもある中、自分のところに入ってくる情報に対して常に「これはどうなんだろう」と考え、取捨する必要があります。つまり、今まで以上に情報は与えられるものではなく、自分で考えて選ぶ時代なのです。

少子高齢化社会が加速して介護人材不足が深刻化してくると、外国人技能実習生の受け入れが国から奨励されるようになりました。外国人技能実習制度は日本の技能や技術、知識を海外の経済発展に役立ててもらうための海外人材を育成する制度で、１９９３年に創設されたものです。それが２０１７年に新たな技能実習制度としてスタートすると、医療・介護・福祉の業界でもその情報に敏感に反応しました。リアルに人材不足に悩まされている施設や事業所も多く、「技能実習生という新たな人材確保の方法がある」「行政の支援もあるからみんなでやろう」と積極的に制度を導入し、フィリピン、ベトナム、インドネシアといった東南アジアから実習生を受け入れ、医療・介護・福祉の現場で活躍している話を耳にしています。

愛生館グループも介護人材が十分に揃っていたわけではありません。しかし、このとき外国人技能実習生を受け入れないという選択をしました。そして、それは今も変わっていません。

私は、外国人技能実習生の受け入れについて考えたとき、二つの不安要素がありました。一つは、東南アジア諸国の高齢化のスピードです。そしてもう一つは、日本という国が現状のままで成長していけるかどうかに対しても不安を抱いたのです。急激に人口減少する日本に対して、世界の人口は増加すると予測されています。海外と比較すると、日本の経済成長がさらに下降していくだろうと思っています。つまり、東南アジアの方々から見て日本の魅力が低下すると、日本に来てくれなくなる可能性が高いと考えました。

大きな前提となる日本の経済成長について、私見をお伝えします。日本が今の経済大国になれた大きな活力は二つあります。そのうち一つは人口増加です。1970年代、1億人を超す人口の国は、196ある国の中で6カ国だけです。2010年でも、10カ国しかありません。先人たちががんばって産業を伸ばしたことももちろんです。しかし、何より人口増加は日本経済を大きく伸ばしていったのです。そしてもう一つの活力は、社会保障を必要とする高齢者が少なかったことです。GDPの中での社会保障の割合も少なかった分を国力増進に注げたというのが、今の日本をつくった大きな原動力だと思います。

ところが、25年先の2050年に日本の人口は1億人を下回ると予測されています。人口減少で社会保障費が増えていくということ=国力が下がってくると、私は見越したわけです。こうした状況の中でも日本ががんばって外貨を稼ぐ等、さまざまな手段のもとに経済が伸びたらまた違ったのかも知れません。

対して、アジア諸国は、成長する力があるように感じます。中国は明らかに現在進行形で力をつけているような状況です。このようなことから、彼らがいつまでも日本に来てくれるとは、到底思えなかったのです。いつか彼らが来なくなって、医療・介護・福祉のセーフティネットが崩壊したら一体どうなるんだろうという危機感もありました。

前述した通り、そもそも外国人技能実習制度は日本が後進国に対して技術支援をし、後進国の技術を高めようという思想から始まったものです。ところが、受け入れ後に在留資格を与えるとか、後づけで制度がプラスされており、移民施策と捉えられても仕方ないような状況です。私は、海外から来られる方々の人生を引き受ける覚悟を持てなかったこと、また、制度について知れば知るほど疑心暗鬼にならざるを得ない部分も、導入に至らなかった一因というところがあります。

そうした経緯もあり、人口減少が進む日本で介護人材不足を海外に頼らない方法を、独自の視点から現在も模索しているところです。

KEYWORDS

あふれる情報に振り回されず、必要なものだけを取捨選択する

EPISODE
03
行政の力を借りて、介護現場を支える人材を発掘

愛生館グループが模索し続けているのは、介護・福祉に明るい未来を目指すような施策です。私は、学生を含めた地域の人たちが伝導師となって、介護の魅力を発信していくのが、理想だと考えています。

「福祉を目指す高校生に夢を与える」という目的で、愛生館グループが２０１９年度の全国高校生介護技術コンテストの最優秀賞校へデンマーク視察研修旅行を副賞として贈ったのも、そうした一環からでした。これは全国福祉高等学校長会が主宰となって開催している大会で、地区大会を勝ち抜いた代表12校が介護技術を競い合うものです。２０１９年度は佐賀県立神埼清明高等学校が最優秀賞校に選ばれました。デンマークは医療費、教育費、介護費が原則無償で、国民たちは自分たちの納めた税金が自

分たちに還元されているという高い意識を持っています。そうした福祉国家の政策や福祉を実際に見た経験は、若い人たちの中で醸成され、未来の介護現場に役立ててくれるかもしれません。

未来の介護現場を支える人材の支援策として、私は長年「マスコミが伝えない介護の魅力」をテーマに講演活動や説明会を行っています。それが派生し、２０２１年秋から行政、ハローワーク、民間事業者団体が連携して「介護のお仕事説明会」を実施しています。

昨今は、家族が要介護状態になり介護に専念するために会社を辞めなければいけない「介護離職」の増加も深刻です。とくに介護離職は、40～50代の働き盛りの世代が多いのです。そのため、ＧＤＰの源泉となる人が就労できないという現実もまた、新たな社会問題を引き起こしているわけです。このように介護人材不足は社会課題であり、その人材確保は急務とされているところです。

このような背景の中、私はまたしても高齢者福祉計画・介護保険事業計画を策定する会議等で言い続けました。

「行政も社会的課題である介護人材の確保に積極的に関わるべきです」と。

しかし、特養100床問題のときと同様に、行政が耳を貸してくれることはありませんでした。

たとえば特養などの事業所の整備計画を提出する際、その計画書は高齢者の必要数を踏まえた上でつくられます。その整備計画に認可を下ろすのが行政の仕事であり、認可が下りた後に人材を確保して地域にサービスを提供するのが事業所の役割です。役割は分担されていることから、行政がこの件で動かなかったのは、ある意味で当然のことだったのです。

しかし、諦めが悪いのが私。その後も懲りることなく「行政も人材確保に関わるべきだ」と、発信し続けたのです。なぜなら、それが今の社会に必要なことだと思っていたからです。

すると、2020年の会議でようやく行政が重い腰を上げてくれたのです。行政もまた、介護人材の確保の必要性を理解してくれたのでしょう。2014年頃から言い続け、そこにたどり着くまでに7年の月日が経っていました。

そして2021年には人材確保にあたっての補助金が下り、行政、事業団体、ハローワークの三位一体による「介護のお仕事説明会」の開催が実現に至ったのです。実現するまでの7年間、私が繰り返して言い続けたのは「何のために介護のお仕事説明会が必要なのか」という事業意義や、その目的を明確にするということでした。そして何よりも言い続けることができたのは、「これは自分のためではなく、地域のみんなに必要なのだ」という想いでした。


社会は常に流動的なので、社会課題は次から次へと湧き出てくるものです。「社会が変われば、社会保障も変わる」ではないですが、たとえ日本という国の中の社会が変わらなくても、世界に所属する一つの国ですから世界が動けば必ず日本社会に影響が及んでくるわけです。それだけに、時代が変遷しようとも社会課題は出続けるものと思っています。

そして、とくに地域の課題解決には行政の力が不可欠なわけです。

しかし、これまで話してきたように、行政は課題解決のために「計画をしっかり立て、正しく実行する」ことに注力するわけです。それが長期の計画となるとさらに話が変わってきます。

たとえば「高齢者のための施設と子どものための施設を創る10年計画」を緻密につくりこみ、各担当部署に割り当てます。しかし、10年あれば、社会環境や価値観は激変します。ただ役割分担された行政の仕組みからは、時代の変化に合わせて横断的な計画を変更するのは難しいのだと感じています。

時代のニーズとして「多世代交流」がある中で、「高齢者」や「子ども」といった単位での部分最適はできるかもしれません。しかし、全体最適を考えると地域交流サロンが必要となっても、もともとの計画を白紙にする、ということは大変難しいのです。

いつの時代も課題が解決される日は一生来ることはないと、思ってしまうことがあります。それを「不毛だ」と感じる人も多いと思います。ですが、決して不毛なことではありません。

ここまで話してきたように、社会は少しずつかもしれませんが変わってきているのも事実です。諦めなければ、大丈夫です。問題は、解決までの「いつ」という時間をいかに早められるかです。そして、いかに早められるかは努力の仕方次第だと思います。

こんなエピソードがあります。

先日、愛知県のとある県議会議員（以下、県議）が私のところへやって来ました。その県議は、次の議会で介護人材不足に対する対応策について、私に意見を求めてきたのです。

議会でこんなことを提言したいと思っているんだと前置きし、県議はこう語ったのです。

「今、行政ではこの地域における高齢者の必要数に対する介護施設の整備数を考えているところなのだが、それを考察する際、介護人材の不足についても同時に考えていく必要性がある。そこでそれらに対して行政ができることの一つとして、高校生が福祉や介護を専門に学ぶ福祉科を増やしたらどうかと、提言しようと思っているんだ」

それはまさに、私が目指してきた〝未来の介護現場を支える人材の支援策〟でした。

そのことは私がずっと前から言ってきたことですよ、と答えると、

「そうなんだよ、小林さんが以前その話をしていたことを覚えていたんだ。それで今

回議会で提案しようと思っているんだ」と、言ってくれたのです。
播き続けてきた種がようやく芽吹いたと感じた瞬間でした。

陳情でも何でも、行政に対して声を上げるのはハードルが高く感じがちです。実際、私のような諦めの悪い人間でも心が折れそうになることもあります。ですが、その行為は決して不毛なことではないのです。

ただし、種はずっと播き続けておくことです。この県議に代替わりする前の県議にも、私は同じ提案をしてきました。そのときは花開くことはありませんでしたが、こうして今、花開くきっかけとなりました。

種を10個播いたから10個の花を咲かせないとダメなのではなく、種は10個でも100個でも1000個でも播いて、咲く花を増やせばいいのです。こんなとき、よく打率を上げるか、打席を増やすかという話になりますが、同時に両方やっていけばさらに確率は上がります。

一人でできることは限られていますから、確率を上げるためにもまずは共感者を増やし、一緒に種を播いていく人を増やす、ということが必要です。

私は孤軍奮闘してきた経験が多いからこそ思うのですが、共感者が増え、共感者が一緒に行動してくれればそれだけでとてもハッピーです。たとえば地方の議会で何かを提案するとき。その提案を心のどこかになんとなく留め置いてくれて、たとえば評決をとる際に反対票を投じない、それだけでもありがたいことなのです。播かれた種は何も花を開かせなくとも、芽吹いた姿も青々と葉を茂らせているだけでも美しいじゃないですか。

内容をよく理解もしようとせず、「何、バカなことを言っているんだ」「自分たちのためだけにやっているんじゃないか」と反対されることが、種を播く人にとっては一番不毛なことかもしれません。たとえ応援してくれなくても「理解はしているよ」という人が増えれば、それだけでも十分、種を播いてきた甲斐があるというものでしょう。

KEYWORDS

一人でできることは限りがある。共感者を増やすことが大切

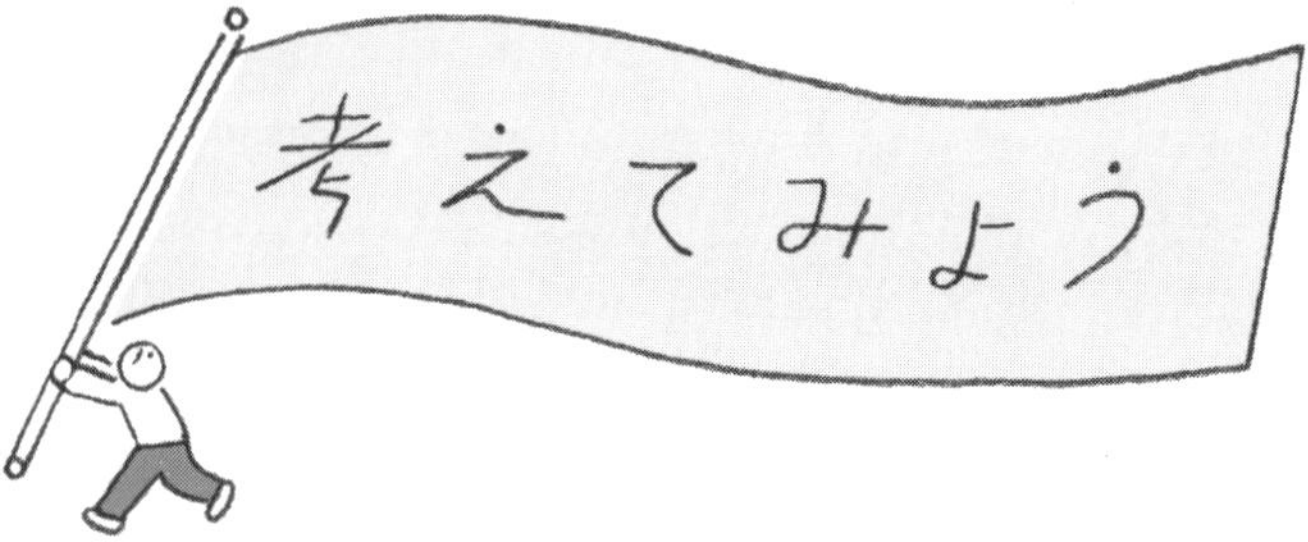

時代は変わる。医療・介護・福祉はどんな風に変わればいいんだろう？

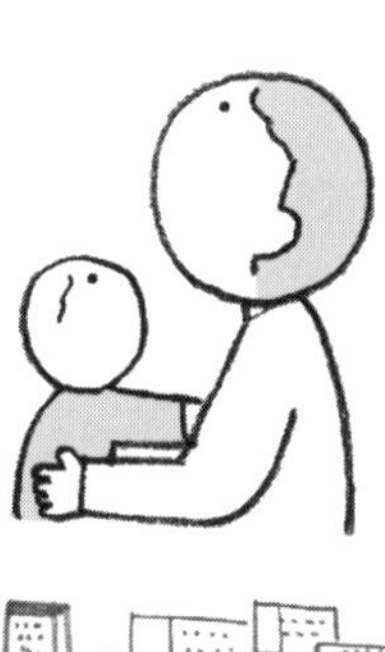

MEMO

ここまで読んで感じたこと、
課題だと思うことを書いてみよう

第 2 章

地域社会とのつながり

地域の中の「縁《えん》」と「つながり」を複合的に考える

２０２５年、第一次ベビーブームと呼ばれる１９４７〜１９４９年に生まれた、いわゆる団塊の世代が75歳以上の後期高齢者となります。少子高齢化や人口減少という社会課題は、今後さらに私たちの生活を変化させていくでしょう。このような時代だからこそ、地域の人と人がつながることが見直されています。愛生館グループでも、医療・介護・福祉の視点から「地域で生活している子どもから高齢者まで、だれもが安心して暮らせる地域づくり」を目指しています。

少子高齢化社会の中で、厚生労働省では地域に暮らす人たちが共に支え合う〝地域共生社会〟という考え方を提言しています。その定義は、「制度・分野毎の縦割りや支え手、受け手という関係を超えて、地域住民や地域の多様な主体が我がこととして参画し、人と人、人と資源が世代や分野を超えて丸ごとつながることで、住民一人ひとりの暮らしや生きがい、地域をともに創っていく社会」とされています。

地域共生社会は自助、互助、公助、共助の４つの視点から、一つの社会課題に対して、自分でできること、また自分たちでできること、地域がしなければいけないことというようなかたちで解決の糸口を模索し、できないことは助け合いながら生きやすい社会をつくっていくことだと示しています。私は地域共生社会の実現において、

「縁《えん》」や「つながり」をどのように複合的に構築していくかというところが重要だと考えます。このように、理想を語るのは簡単ですが、実現するのは簡単ではありません。たとえば、私は子どもも高齢者も、障がい者も、その地域に暮らす誰もが互いを知り、影響し合える社会を目指しています。しかし、普通に暮らしているだけでは、他のコミュニティとの接点は生まれにくいのです。若い夫婦が暮らすエリアには、若い夫婦とその子どもたちのコミュニティがあり、その中からあえて出ていかなくても日々の暮らしに影響はないでしょう。若い人々だけでなく、誰もが暮らしやすいコミュニティが既に存在しているのです。これでは「縁《えん》」は生まれにくくなり、お互いのことを知ることが難しくなります。

これらのことを考えていくのは、第1章で言及した、医療・介護・福祉というセーフティネットに複合化していくことに通じるところでもあります。

医療・介護・福祉はそれぞれが地域社会の資源です。そして、資源同士が結びついてより良い化学反応を起こし、単体で活動するよりも強固なサービスのかたちをつくっていくことが地域包括ケアシステムだと捉えると、腹落ちしやすいのではないでしょうか。

その地域包括ケアシステムも、提言されて10年以上が経ちます。今、令和の時代にあるべき理想の姿を考えるなら、医療・介護・福祉がそれぞれの役割を最大限に発揮できるようになることだと思います。この10余年で連携するかたちこそ整ってはきましたが、個々の特性が発揮されるにはまだまだといった印象があるからです。その実現のためにも、まずは医療・介護・福祉が「互いを知る」ことが大切であり、それこそが地域共生社会の定義にもつながっていくところなのです。

地域に今、必要なのは多重構造化したセーフティネット

私がより深く地域について考えるようになったきっかけは、碧南市養護老人ホームの運営難でした。碧南市養護老人ホームは、築年数が長く経っており、6畳一間に二人が入居して生活している昔ながらの措置施設でした。年間約1億円の売上に対し、毎年1000万円以上の赤字で、行政の負担も大変だったようです。折しも「公から民へ」の流れがあり、2008年に養護と特養を併設した運営法人の公募があり、2010年、受託事業者として選出された愛生館グループに運営が移管されたという経緯があります。

これはあくまでも私感ですが、当時の老人ホームはどこか地域から隔絶された状態に感じるものでした。地域としてもまるで安全を脅かされるような方がいると心配するかのように、日常から遠ざけているような場所だったのです。こうしたことから、私は「つながり」という意味で、地域の中にありながら地域と交流している印象を感じることが少なかったのです。

そんな背景もあり、公募後に運営の中心であった私は、養護老人ホームをどのようなかたちにするのが良いのかと、深く考えました。

「この町にあって良かったと思ってくれる人がいなければ、この地にある必要性はない」

考えに考えてたどり着いたのは、そんな想いでした。そして、私が地域について腰を据えて考えるようになったのは、その頃からです。

地域包括ケアシステムが提唱される以前、医療・介護・福祉の各施設や事業所では、自分のところへ来た患者、利用者に対して何をすべきかと考えてきました。しかし、地域包括ケアシステムが推進されて以降は、地域を見た上で自分たちはどう動いていくべきかと視点が変わってきたというイメージです。

繰り返しになりますが、医療・介護・福祉はいずれも地域で生活していく上で何か困ったことがあったときに関わる場所であり、地域の中でたくさんの人の命を支えるセーフティネットの役割を担うものです。普段はなかなか関わることはないかもしれません。しかし、何か困ったことが起きたとき、「あって良かった」と感じてもらえる黒子《くろこ》のような存在だと思っています。

その医療・介護・福祉がそれぞれ別の場所でネットを張っていたとしたら、連携すればより強固なネットとなって救える命も、ネットのつながりが十分でなかったがゆえに抜け落ちて救えないということも出てくるかもしれません。そこで、医療・介護・福祉というネットを多重構造化して展開しておくことで、支援から抜け落ちてしまう人を少なくしていきたいというのが、私の目指す地域づくりの在り方です。

地域包括ケアシステムでの課題は常にケースバイケースであり、その答えも一つではありません。だからこそ、なおさらに医療と介護、福祉が連携してセーフティネットをつくることが、地域包括ケアシステムを円滑に進める上でも、また地域共生社会の実現においてもベースになっていくと考えています。

地域で課題を解決していく上でも、医療・介護・福祉が各々に「互いを知る」ことが連携への第一歩となります。「互いを知る」と言っても、相手のことをすべて知ることは大変困難です。そのため、現状１００あるうちどれだけのことを知っているかが肝心です。より良い連携のために、相手について1を知っているのか、50を知るのかは重要です。そして、量はもとより〝できばえ〟ともいうべき深さも一つの軸として大事になります。どこにある施設なのか、どのようなサービスを提供しているのか、そこで働く人たちの技術力や傾向も「互いを知る」ことの一つであり、加えて現状がどうなのかを知ることで〝できばえ〟が良くなります。

ただし、状況や社会情勢等は互いに刻一刻と変化しますから、そこに思い込みや決めつけがないよう、互いの流動的な変化について知り続ける努力もまた必要です。

地域の人たちに「あって良かった」と思ってもらえる存在であるために、医療・介護・福祉は長所、短所を含めて「互いを知り続ける」ことが盤石な多重構造のセーフティネットをつくる上でも不可欠と言えるでしょう。

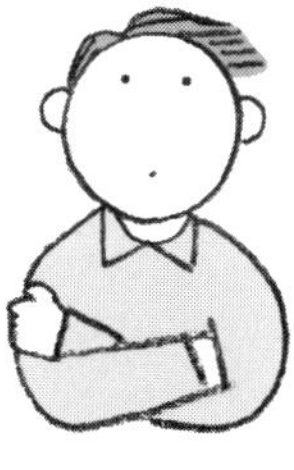

地域の医療・介護資源を地域住民へつなぐ

団塊の世代が75歳以上となる２０２５年に備えて、医療・介護サービスの提供体制の整備が全国で進められてきました。国では将来人口をもとに２０２５年の医療ニーズを推計し、それに対応する医療体制をつくるために地域の医療・介護・福祉の関係機関が協力して役割分担や連携の仕組みを構築すべく、「地域医療構想」に取り組んでいます。

日本における高齢化と人口減少は全国一律ではなく、地域によってその様相は異なります。高齢者が急増する都市部では医療・介護のニーズが増大しています。しかし、いわゆる地方では人口のみならず高齢者数も減少し、医療・介護ニーズは縮小すると考えられています。そうした背景から「地域医療構想」では、将来推計人口から２０２５年の医療需要と病床の必要量を算出し「高度急性期・急性期・回復期・慢性期」の４つの医療機能に分けて、地域ごとの医療ニーズを予測しています。

医療・介護・福祉で具体的な連携を進めていく上では、数字には現れていない地域の現実の状況や課題も加味することが不可欠です。そうした意味でも地域共生社会の役割が非常に重要な鍵となります。これからの日本の医療・介護においては、可能な限り早く治して当該の人を最良の状態にして早く地域に返してあげる。その後は地域で適切な支援をすることが必要だからです。

病気になったら地域医療の4つの機能のいずれかを利用し、退院後は地域包括ケアがサポートを行うというスキームが有効です。つまり、地域医療構想と地域包括ケアシステムは表裏一体、互いに補完し合える関係にあると言えるでしょう。

愛生館グループは、終戦直後の診療所から始まり、急性期医療に取り組む小林病院となりました。平成に入ってから要介護高齢者の在宅復帰を支援する老人保健施設（以下、老健）をつくりましたが、その頃は医療が主役で介護は脇役といった認識が世の中にあったように思います。小林武彦名誉理事長が、「この地域の未来を見つめたとき、医療・介護・福祉の連携が絶対必要になる」との考えから、社会福祉法人愛生館を立ち上げたのは2010年のことです。翌2011年には介護保険法のもとで地域包括ケアシステムの構築が義務化されましたから、受け入れ準備を整える上でも好機となりました。

――高齢者が安心して暮らせる施設を用意して、医療、介護、生活支援サービスを提供したい。

そうした想いのもと、愛生館グループが碧南市を中心に構築してきた「愛生館コバ

病床の必要量推移と地域医療構想

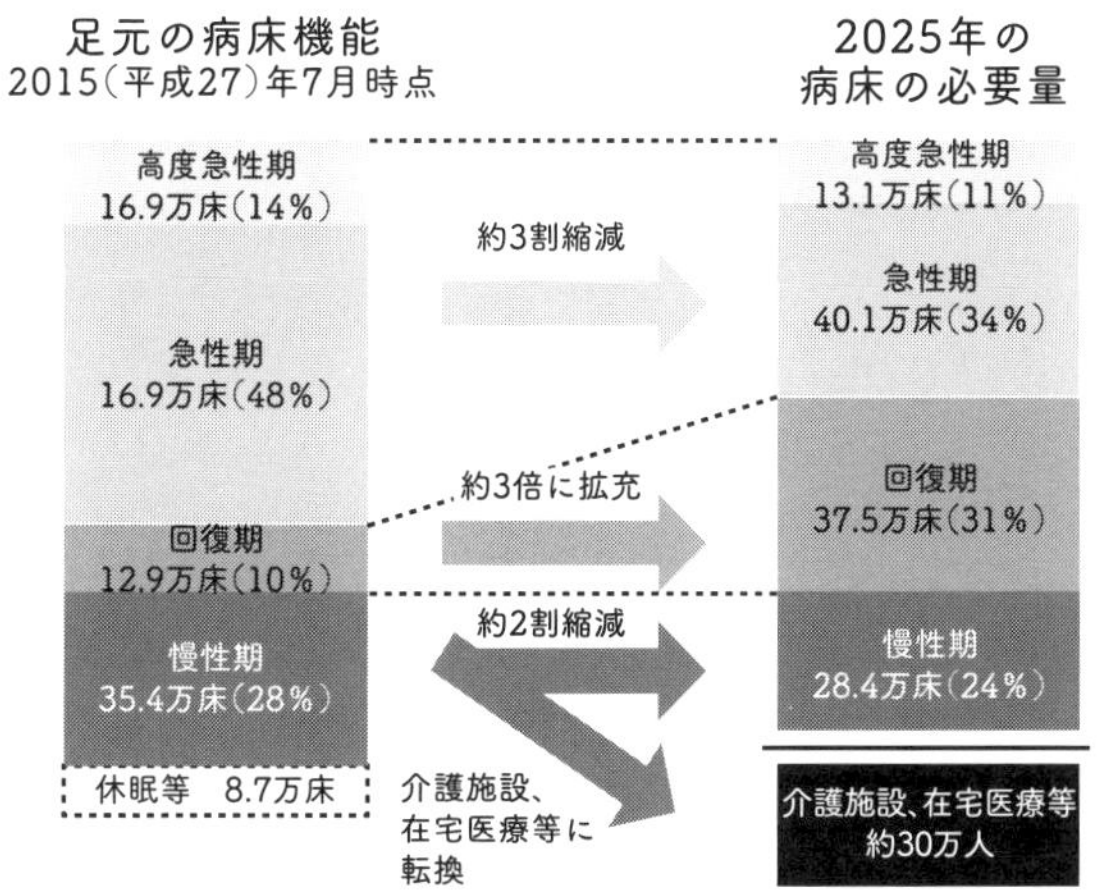

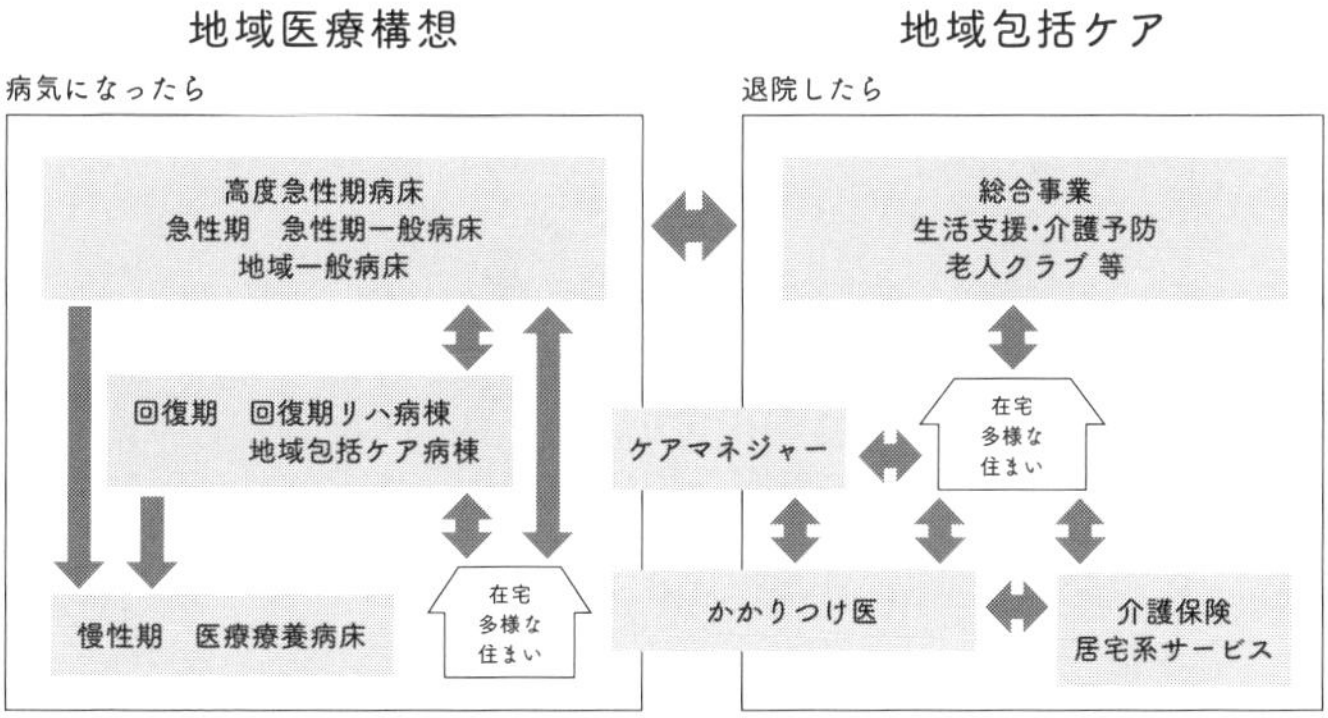

※「地域医療構想」と「地域包括ケアシステム」は表裏一体

※令和2年版厚生労働白書をもとに作成

ヤシヘルスケアシステム」は、まさに地域包括ケアシステムのスキームと合致するものでした。リハビリや看護など、この地域で長らく築いてきた医療という資源を活用しながら、そこへ介護と福祉の資源をつなぎ、一つの組織のように一体化して提供したいと考えていたのです。

とくに大切な要素として取り入れたのが「医療の視点から生活の視点への転換」でした。施設を利用するのは、患者ではなく生活者です。病気のときもそうでないときも継続して支える仕組みを構築して提供することです。そして、たとえ普段は忘れれても何か困ったときに「あって良かった」と思ってもらえる、地域における黒子《くろこ》のような存在を目指しています。

現在、愛生館グループでは、ケアミックス型の小林記念病院を中核に、老健、特養などの高齢者介護施設、訪問看護、訪問介護、デイケア、デイサービス、居宅介護、小規模多機能施設といった在宅サービスを運営し、地域のニーズに応えています。その他、「地域の人たちの〝縁《えん》〟をつなぐきっかけとなる〝ごちゃまぜ〟な拠点をつくりたい」との想いから、2022年には「複合施設CORRIN（以下、CORRIN）」を開設しました。この新たな拠点には、幼保連携型認定こども園をはじめ、児童発達支援事業所、放課後等デイサービス、高齢者デイサービス、地域交流サロンの5事業を展開しています（「CORRIN」についてはまた別章でお話しさせてください）。

少子高齢化がますます加速していく中、医療と介護、福祉の連携はさらに重要になると思います。しかし、それぞれにつくられた背景や歩んできた歴史、育まれてきた仕組みがあります。そのため、連携するにあたってはさまざまな場面で障壁に阻まれる現状があります。たとえば医療保険と介護保険の制度上の違いをはじめとして、それぞれの間に横たわる断層を埋めていく作業など、まだまだ課題の多い部分です。そうした背景の中で多職種が協働して生活者の満足を追求していくためには、生活者の情報共有が鍵を握ると思っています。そのためにも、前述したように医療・介護・福祉に携わる人たちがそれぞれに「互いを知る」努力をし続けることが大切です。

愛生館グループの従業員は今、地域内の高度急性期病院のスタッフや施設職員と、互いの施設に訪問し合い見学する機会を設けています。従業員たちの地道な積み重ねは「互いを知る」だけでなく、生活者の安心や満足につながっていくと信じています。

多数決は
合意を得やすいが
責任者が曖昧になる

医療・介護・福祉に対して地域が何を求めているかと言ったら、「困ったときに解決してくれること」、そこに尽きると思います。ただし、求められる医療・介護・福祉の要望すべてを提供できるかどうかは、また別の話です。

さまざまなニーズや要望は、100人いたら全員が同じ内容なのかと言ったら、そうではありません。そして100人のうちたった1人のニーズと、100人中90人のニーズに対しては、やはり提供していく優先順位はその内容によって変わってくると思うのです。

また、その判断をする際、どこまで社会的負担を許容できるのかのコンセンサス（合意）を考える必要もあります。0：100にするというケースもあれば、一人の要望を多少はできるように対応するというケースもあります。そこは人数が多いほうの優先順位が上なわけではありません。社会保障、社会資源の再配分ですから、どう配分するか、配分の仕方の擦り合わせが必要です。

社会情勢の急激な変化もあることから、「GDPに占める割合で考えると、財源が足りないからやってあげたいけれどもできない」というようなことにもなりかねません。たとえば、日本では年齢制限のない人工透析治療も、イギリスやドイツでは保険財政を圧迫するという理由から20世紀終盤には60歳以上は健康保険適用では受けられないといった状況があります（出典／「こくほ随想」社会保険出版社）。

人の命は平等だという中で、要望すべてをやらなければいけないというものが大原則となるとなかなか難しくなってくるのです。諸外国では90歳の人ががん治療をして寿命を半年延ばすことに意味があるのか、といった疑問を呈していると聞きます。日本でそうした議論が上がったならば、どのような意見が出てくるのでしょうか。

社会的課題を解決、改善するための費用は、国の財源です。それも医療・介護・福祉への割り当てが決まっている中、足りない分は国の借金で賄うわけですから、果たして借金してもやるべき課題であるのかなど、社会のコンセンサスとしてみんなで考えていくということです。そして借金しても対策すべき課題だと判断したとき、その借金はどのような収益でリカバリーしていくのかまでを考えておかないと、たとえ課題が解決したとしてもその実現のために使った負債は間違いなく次世代へのツケとして残ってしまいます。

たとえば、製品やサービスの導入を検討する際、実績はあるが一時代前のスペックでこれからの時代にふさわしくないものと、実績はないが時代を先読みした素晴らしいものがあったとします。そんなとき、参加するメンバーがそのジャンルに詳しくなければ「実績があるし、なんとなく聞いたことがあるから安心」と、ネームバリューや規模感といった、純粋な性能以外の部分が影響して前者に多数の票が入るということがよくあります。

多数決はコンセンサスが得やすいですし、意思決定の手段として必要な場合もあると思います。しかし一方で「みんなで決めた」ということで、責任者があいまいになる点も否めません。「赤信号、みんなで渡れば怖くない」という言葉があります。多数決でみんなが納得していたとしても、それが重大な事故につながりかねないのです。

一見公平で、常にベストに思える多数決です。しかし、変化が激しいVUCA時代と言われる現在において、何かを選ぶときに「多数が納得する」ことよりも、「未来を見据える」ことが大切な場面が増えてきている時代だということを知っておいていただきたいものです。

ICT×互助が地域にもたらす新たなポテンシャル

医療・介護・福祉のセーフティネットを充実させる上では、社会保障という財源が不可欠です。先ゆき不透明なVUCA時代[※1]の中、少子高齢化が加速する日本においては債務が増えるばかりで、GDPの上昇が大変困難な状況にあることは本書でも重ねて伝えてきた通りです。このような現状から、ますます社会保障が厳しくなることが予測されるこの時代において、新たな社会課題の解決策として新たな社会資源を投入することは非常にリスクが高いのです。新たな社会資源の投入は、維持していくこともセットです。何十年先までの固定費を考えたら、むしろ既存の資源に着目し、活用していくことの優先順位を大きく引き上げなければいけないと思っています。

そして、既存の社会資源を活用するにあたり、欠かせないのがDX（デジタル変革）、ICT（情報通信技術）といった先進技術の導入です。そのままでは活用しづらい既存資源をDX、ICTで補完していくのが、昨今の主流となっています。病院や施設におけるタブレット型端末の導入などもそうした一例と言えるでしょう。

愛生館グループでは、地域の視点に立ってこれまでさまざまなことを進めてきました。そして今後のさらなる人口減少社会を鑑みた上、地域の人を支え続けるために必要なものは何かと考え、2020年に私たちが導入したのは、厚生労働省モデル事業の一つである「みまもりあいプロジェクト」でした。これはスマートフォンの無料アプリを利用して迷子や認知症高齢者を見守る取り組みで、双方向機能によってアプリを通じて情報連携が可能です。

開発ベースに、困っている人を助け合う〝互助資源〟をICTがサポートするという発想があります。また、情報連携は行政や病院からのトップダウン型ではなく、地域やそこで活動している非営利団体を含むグループと情報連携がボトムアップ型のツールになっている点も大きな特徴です。

こうした仕組みは、行政が主体となって行うのが理想だと私は思っています。しかし、行政はコンセンサスを得るまでに時間を要するため、新しい仕組みを即採用するといった瞬発力が出しにくい組織文化です。それならば愛生館でまず実績をつくり、将来的に行政が中心となって地域全体で使ってもらえるようになればと考え、導入に至ったわけです。

私たちが目指しているのは地域の人が困ったときに「あって良かった」と思ってもらえるような存在です。そして、利用者でもない地域の人と接点をどれだけ持てるかということは、これからの病院や施設等に欠かせない要因だと考えています。そうした意味でも、「みまもりあいプロジェクト」アプリは地域とつながりが増える一つのきっかけにもなると思います。

多職種が協働しながら生活者の満足を追求していくためには、多職種同士での生活者の情報共有も一つの鍵となります。かつては地域の中で人と人とが互いの情報を共有し、その情報が人と人とをつなげていました。そうした地域の中での情報共有も、時代とともに影を潜め、今ではすっかり希薄になってきていると感じます。

戦前、地域のさまざまな情報はお寺にありました。お寺の運営を支える檀家を中心に地域の人の家族構成や職業に至るまで、お寺に情報が集まっていました。そして戦後、人口が増えると地域の人は公民館に集まって共にレクリエーションを楽しみながら、顔の見える関係を重ねていました。また、地域に必要な情報は医療・福祉・教育などの関係機関も協力する社会福祉協議会（以下、社協）から発信されていたものをキャッチしていたと思います。また、NPO等のさまざまな団体も掲示板などを活用していました。

しかし、令和の今、地域の人が情報収集のために社協まで足を運んで掲示板を見ているのでしょうか。おそらく、インターネットのサイトから拾っていることでしょう。

また、公民館はコミュニティーセンターと名称を変え、今も社会資源として老若男女に活用されていますが、情報収集のために集まってくる人数には20年前と今とでは大きな差がありそうです。

時代とともに情報収集の仕方も進化しています。その最たる例が「みまもりあいプロジェクト」のようなスマートフォンの無料アプリと言えます。スマートフォンやアプリが活用できないからという理由で、ＩＣＴを導入しない選択肢はありません。ＩＣＴを導入した上で、使いこなせない人をどうサポートするかという発想に変えることも、地域共生社会を生きる一つのヒントと言えそうです。

時代の変化とともに媒体が変わろうとも、人と人をつなげる「縁《えん》」は互助の世界で欠かせないものです。確かに社会や環境の変化、核家族化によって、「縁《えん》」はつながりにくいものになったかもしれません。そうした時代の中で、「みまもりあいプロジェクト」のようなＩＣＴやＳＮＳといった媒体を上手に取り入れていくことは、地域で新たな「縁《えん》」を結びつけていく上でも大いに期待ができるでしょう。

※１：ＶＵＣＡ時代：変動性／Volatility　不確実性／Uncertain　複雑性／Complexity　曖昧性／Ambiguityの４つの単語の頭文字の造語で、先ゆきが不透明で将来の予測が困難な状態を意味する

EPISODE

地域でつながる機会を創出し
0歳から100歳まで
人と人の縁《えん》をつなぐ街づくり

EPISODE 01

夏祭りをもり立ててくれた頼もしい協力者たち

社会が変化していくと、人を取り巻く課題もさまざまに変化していきます。そのようなとき、地域の課題というものを自分たちが考えて構築することもできると思うのです。ただ自分たちの考えが本当に地域の課題とマッチするかといったら、違う可能性のほうが多分にある、というのが世の中のリアルだったりします。

愛生館グループは医療・介護・福祉のセーフティネットという大きな役割のもと、地域の支え手の一員としてこれまでは高齢者を中心とした事業展開を行ってきました。しかし、これからの時代は子どもや高齢者、そして障がい者など、年齢や性別なども関係なく、〝地域の人たちのために〟もっと私たちができることがあるはずだと模索し始めたのです。

「地域の人たちの縁《えん》をつなぐきっかけとなるような、〝ごちゃまぜ〟な施設を創りたい」

そんな思いから2022年春、愛知県碧南市に「複合施設CORRIN（以下、CORRIN）を開設しました。施設の詳細は4章で紹介しますが、0歳の赤ちゃんから高齢者までが通える5つの事業所が同じ敷地内に併設されています。また、認定こども園を利用する保護者をはじめとする施設利用者以外に、地域の方々も利用できる地域交流サロンも設けています。「CORRIN」は、言わば愛生館が考える地域共生社会のフラッグシップです。ここで人が集まり交流することをきっかけに、時代に合った新しいサービスの在り方が生み出されていけばと、考えています。

〝ごちゃまぜ〟な施設を創るにあたって、自分たちだけでなく、地域の中の幅広い意見を知っておく必要があります。そこで私たちは、地域のさまざまな方々が意見を出し合える協議会の設立を考えました。とくに実効性の高い街づくりを目指すには、行政が関わっていただくことが必要と考え、無理を承知で協議会の立ち上げを行政に依頼しましたが、実現できませんでした。

こうした背景もあり、「CORRIN」開業の1年前に、行政の後ろ盾もなきままに、私たちは地域共生複合施設協議会という会議体を立ち上げたのです。この協議会には、町内会長であるとか、老人クラブ、民生委員、医師会、社協等々、地域を支えるさまざまな団体に参加してもらいました。

しかし、協議会を立ち上げた当初は、だれもが「地域の役に立てるなら」という同じ思いを抱いているのに、どういう風に実現できるのか、この協議会ではどのような働きができるのか、そもそも複合施設がどのような施設なのかなど、そのどれもがなかなかイメージができなかったのだと思います。そんなこともあり、参加された方々も懐疑的でした。しかし、協議会を重ねるうちにイメージが見えてきたのか不安要素も払拭できたようで、開設後には「言っていたことが本当にかたちになった」と言ってもらえました。

CORRINが開業して2カ月経ったとき、地域共生複合施設協議会で「夏祭りのような、子どもたちが楽しみにするような企画をこの複合施設で考えてみてはどうでしょう」という意見が出ました。子どもたちの楽しみにしている夏休みが目前のことでした。けれども、コロナ禍は依然として収まる気配もなく、地域で毎年開催していた夏祭りなどは軒並み中止を余儀なくされている状況です。協議会では、「だからこそ、子どもたちが楽しめる機会をつくってあげたい」との想いから、協議の末、やってみようという流れになりました。しかし、その決定自体が6月中旬のことで、夏祭りとなるとのんびり準備ができるほど時間はありません。協議会では、関係者が多くなるほど調整や運営が難航すると判断し、「運営は愛生館に任せ、CORRINでできる規模感の小さな夏祭りをまずは企画してみましょう」という運びになったのです。

そして迎えた8月21日、協議会企画の初イベントとなる「ひまわり村の夏祭り」を開催しました。ふたを開けてみると、予想に反して500名というたくさんの地域の人が集まりました。愛生館グループでは2016年から法人独自の地域貢献活動として、毎年春にさくら祭りを開催して地域交流の機会をつくっているのですが、その例年の参加数とほぼ同じだったのです。小さく実施しようとしていたものがそこまで大規模でできたのは、正直、うれしい誤算でした。

「ひまわり村の夏祭り」開催にあたっては、〝地域の縁《えん》をつなぐ〟協力者が現れたことも頼もしいできごとでした。夏祭りが決定したとき、協議会に参加する一人の方が会議後に私のもとへおもむろに近づいてきて、こんな話を聞かせてくれたのです。

「地域の中学校の作法部の部員たちが、イベントがあると野点《のだて》をやっていたのを小林さん、ご存知ですか？　コロナ禍以降はそういった機会もすっかりなくなって、お点前が披露できないことを残念に思っているようです。

この夏祭りで野点をやれるようなら、その人たちにお願いしたら来てくれるかもしれませんよ」。

その中学校は、以前から夏休みなどの学生たちが不在となる期間に、愛生館グループの高齢者施設入居者が植栽の水やりを行っている学校でした。そうしたつながりがあったので、その中学校に野点の件を打診してみたところ、快く引き受けてくださったのです。そればかりか学校サイドでボランティア隊を募り、夏祭り当日、20～30名の中学生が運営スタッフとしてイベントをサポートしてくれました。

地域の人たちの縁《えん》をつなぐきっかけとなるような〝ごちゃまぜ〟な施設を創りたい——そんな思いで開設された「ＣＯＲＲＩＮ」に、文字通り老若男女がごちゃまぜに集い多世代で交流する、そんなシーンが私の目の前に広がった時間でした。

何か実行しようとしたとき、あの人たちは来てくれないだろうとか、きっと協力してくれないだろうと思ってしまった経験はありませんか？　実際、夏祭りの計画初頭、地域の中学生の参画など少しも念頭にはありませんでした。協議会の中で「あの人たちは来てくれない」という勝手な思い込みがあったのです。ところがいざフタを開けてみると、地域から幅広い世代の人が遊びに来てくれました。

行政に頼らず協議委員会をつくったこと。協議委員会の一人が地域の中学校の作法部の活動を教えてくれたこと。中学校の先生がボランティアを募ってくれたこと。これらのバックボーンにあるのは紛れもなく、地域共生社会ならではの「縁《えん》」と「つながり」です。ほんのちょっとの勇気ある行動が人を動かし、地域をも動かしていった一つの事例ではないでしょうか。

だからこそ私は思うのです。大切なのは、「完璧主義より行動主義」であると。

KEYWORDS

「完璧主義」より「行動主義」

EPISODE
02

地域へ感謝の想いを込めて冬の夜空に打ち上げ花火を

人口減少社会の中で「地域に必要とされる存在意義のある施設」を目標に、愛生館グループではこれまで地域の視点でさまざまなことを推進してきました。医療・介護・福祉以外の部分でも、地域のために何ができるのかを私たちは常に模索してきたつもりです。

１９９７年から実施している「小林記念病院夏祭り」や２０１６年からの「ひまわり村さくら祭り」は、そうした一環で毎年開催しており、私たちも地域の人と施設以外でふれ合える善き場となっています。

しかし、新型コロナウイルス感染症拡大によって毎夏の「小林記念病院夏祭り」の開催は見送らざるを得ませんでした。２０２０年は「クラスターだから仕方がないね」と諦め顔だった従業員たちも、２０２１年はさすがに2年連続中止でダメージが大きかったのでしょう。気落ちしている様子は明らかで、従業員たちがこうした状態ならば地域の人はいかばかりだろうかと思いを巡らせたものです。

やがて夏が終わり秋も深まる頃、夏祭りプロジェクトを担当している従業員から思いがけない提案がありました。

「小林記念病院の夏祭りは地域の人たちへ感謝を伝える場です。2年連続中止ということは、2年の間、感謝を伝えていないことになりますよね。ですから、夏祭りに代わって地域に感謝を伝える場をつくっていただけないでしょうか？

花火だったら屋外ですし、みなさんがご自宅の窓からだって眺めることができますから、密の心配もありません。

コロナ期間中、うつむきがちだった顔を上げてもらいたいんです。みなさんと一緒に上を向いて新しい年を迎えたいんです」

非常に素敵な提案だと思いました。そしてそれ以上に、従業員の純粋な思いに私は心を打たれました。「感謝の気持ちを持つ」ことは愛生館が大切にしている理念をまとめた愛生館フィロソフィにも準ずるもので、その考え方がきちんと浸透していることも、大変うれしく思ったのです。

従業員自ら考えたイベントだからか、企画を申請するスピードは実に速いものでした。これは、目的意識が明確であると同時に想いが純粋だからこそ、かたちにしようというハードルに対して前向きに取り組めたのではないかと思います。無論、法人内から反対意見が出ることはなく、スムーズにコンセンサスを得てその年の暮れに花火の打ち上げを決行することになりました。

この「地域に感謝の気持ちを伝えたい」という従業員の想いは、法人内だけでなく多くの人の心を動かしました。地域の小学校の校長先生は花火の打ち上げ場所として校庭の使用を許可してくれたのです。また、地元の消防署も安全面をバックアップしてくれるなど、地域のだれもが協力的でした。

そして２０２１年12月、地域の小学校校庭から約７００発の花火が打ち上げられました。地域で打ち上げ日時こそアナウンスしていましたが、どこで行うかは伏せられ、サプライズでの敢行です。それにもかかわらず、寒い中、たくさんの地域の人が咲いては散る光に彩られた夜空を楽しげに見上げていました。
そんな一夜限りの冬景色をうれしそうに見つめる従業員の姿も、また印象に残るものでした。

KEYWORDS

イベントは地域へ感謝の想いを伝える場

EPISODE 03

磯野波平54歳。いま見直すべき高齢者の定義

マンガ『サザエさん』の登場人物の一人、磯野波平さんの年齢をご存知ですか？54歳です。それをはじめて知ったとき、衝撃が走りました。それは勝手に想像していた年齢とあまりにも差があったからです。

今の芸能界で波平さんの同世代を探してみると、俳優の江口洋介さん、石田ゆり子さんがほぼ同い年でした（2023年執筆時点）。会社から帰ると和装に着替えて過ごし、趣味は盆栽という波平さんと比べたら、二人ともとても若々しい雰囲気だと感じているのは、私だけではないでしょう。高齢化が進む傍らで、実際のシニア層は肉体的にも精神的にも随分と若くなっているように感じます。

『サザエさん』が夕刊に連載されたのは戦後すぐの1946年だそうです。マンガで描かれた当時の設定では、波平さんはおそらく明治生まれで定年退職が55歳の時代で

す。要は、退職を目前にした会社勤めのお父さん像なのでしょう。２０２１年に法改正がなされ、70歳まで就業機会が確保されましたから、現代のイメージに置き換えるなら波平さんは69歳といったところでしょうか。人生１００年時代という言葉が飛び交い、75歳定年説も唱えられている昨今です。波平さんを74歳と捉えてもいいかもしれません。

いずれにしても、社会の認識や社会環境の変化と、既存の制度との間に大きな乖離を感じます。高齢者の定義は見直される時期に来ているようです。

ＷＨＯ（世界保健機関）では高齢者の定義を65歳以上の人としています。そして65歳以上を前期高齢者、75歳以上を後期高齢者と呼んでいます。日本における65歳以上の高齢者人口は２０２２年９月現在で３６２７万人と過去最多となりました。総人口に占める割合は29・１％と、世界で最も高い水準です。

ちなみに75歳以上は１９３７万人で前年より72万人も増えています。これは、団塊の世代が２０２２年から75歳を迎え始めたことを物語っています（以上、総務省統計局調べ）。高齢者人口は今後も増え続け、２０４０年には65歳以上が総人口の35％を占めると言われます。

昭和、平成、令和と定年制度も変化してきました。年功序列があたりまえで、終身雇用が疑われていなかった昭和の頃は、55歳定年の時代が長く続きました。ところが平均寿命がどんどん伸び、それに反比例して出生数が徐々に減少していくと、労働力の減少が社会課題に上がってきます。その解消も図るべく、平成に入ると定年は60歳まで引き上げられ、2000年には65歳までの雇用確保がうたわれるようになりました。そして2021年3月、事業主が70歳まで就業機会を確保するよう、厚生労働省は高年齢者雇用安定法をさらに改正したのです。

高齢者の概念が変わり、企業は高齢者の雇用を推進し始めています。繰り返しになりますが、社会が変われば社会保障も変わります。75歳から引退期だという社会の流れの中で、立ち止まって見直さなければいけない制度もあるのではないでしょうか。

たとえば、全国的に事業展開しているシルバー人材センターも、55歳定年の時代の1980年に国の補助事業として発足したものです。「高齢者が働くことを通じて、生きがいを得るとともに地域社会の活性化に貢献する組織」で、会員登録している高齢者と、地域の家庭や企業、公共団体から委託で請け負った仕事とをマッチングし合うものです。

自助・自立、共働・共助の理念がベースとなっており、地域共生社会に大いに貢献するものです。しかし、このセンターでの働き方はあくまでも「生きがいを得るための就業」で、働き手である高齢者に一定した収入が保証されるわけではありません。令和になり高年齢者雇用安定法が改正され、企業は70歳まで従業員を雇用しましょうと国が推進しているにもかかわらず、生活が保証できるほどの仕事はあっせんできないというのは、今の時代のニーズに合っていないように思うのです。これも現代に合った変革が必要なのかもしれません。たとえば、組織が築き上げた大きなネットワークにICTを導入したら、〝働く意欲がある高齢者〟に新たなスキームが提供できるとは思いませんか？　そして、きっとそれは大変意義のある「既存資源の活用」になるでしょう。

高年齢者雇用安定法は、〝人口減少の中で経済社会の活力を維持するために、働く意欲がある高齢者がその能力を十分に発揮できるよう、高齢者が活躍できるような環境の整備〟を目的としたものですから、地域の支え手である私たちが高齢者層に新たな雇用のチャンスを創出していくことも、これからの使命だと思っています。

KEYWORDS

高齢者の雇用もまた、時代のニーズに合ったものへ

EPISODE
04

地域の施設に住まう 高齢者の不平等のリアル

愛生館グループの事業は地域に根ざしている企業体として、地域の人にサービスを提供するときはもちろんのこと、従業員との縁《えん》も大切に考えています。それは「全従業員の物心両面の幸福を求めると同時に質の高い医療と手厚いサービスを通して人々の人生をより豊かにします」という愛生館理念にも掲げており、働く人にとっても「ここに勤めて良かった」と思ってもらえる法人でありたいと考えています。

人は人生において働くということに多くの時間を費やします。だからこそ、私は法人として働きやすい環境を整えながら、せっかく縁がつながった従業員が個々に成長できる機会を数多くつくりたいと思っています。

しかし、法人が働く環境を少しでも良くするためにがんばっても、社会保障制度の仕組みによって従業員が理不尽に感じてしまうできごとがあります。そのたびに私は、事業運営の在り方と社会保障についてあらためて考えさせられるのです。

ある老人施設の入居者の方の話です。

老人ホームは国や自治体が運営する公的施設と、民間企業が運営する高齢者向け施設・住宅があります。措置認定や要介護度など、入居条件は施設のタイプによって異なりますが、共通するのはいずれも65歳以上の方が対象の施設なのです。

その入居者の方は、裕福な生活を送る中、長男を亡くしてしまったそうです。子に先立たれた哀しみを忘れようとして、数千万円と貯めていた蓄えをすべて飲み食いや遊興費などに使ってしまったのです。そして、収入もなく生活が立ち行かなくなり、措置施設の老人ホームに入居しました。

その施設では、預貯金を持たない無年金生活者に対する生活費はすべて国が補助します。また、365日、栄養士が考えた食事とお菓子つきです。そして常勤の看護師が体調を管理し、ドクターが月1回診察に来るという生活です。しかも日々のお困りごとは支援員が助けてくれるだけでなく、人によっては毎月おこづかいが支給されます。また、年に1～2回は旅行にも行けるという手厚い保障が用意されているのです。

あるとき、年を重ねた一人の支援員が私のもとへやってきて、こんな話をしてくれました。

「今日は端午の節句も近いので、施設で毎年恒例の菖蒲湯《しょうぶ》を用意しました。けど、納得がいかないんです。私が今お世話をさせていただいている入居者の方の中には、私より年齢が若い人もいるんです。歳の変わらない私は生活のためにこうして働いているけれど、仕事の後にゆっくりと菖蒲湯《しょうぶ》につかったこともありません。私たちが入れないのに、なぜ税金で生活しているこの人たちが入れる環境を私たちが整えなければならないのでしょうか?」

それを聞いて、私は返す言葉もありませんでした。確かにその通りなのです。日本の最低限の社会保障というものはどこか不平等さを感じる側面があり、私自身も課題に思っていることでした。グループの施設で働く従業員も静かに高齢化が進んでいます。

「こういった社会課題は、これからきちんと世に問うていくと約束します。ただ、愛生館として社会からの報酬をいただいて行っている事業である以上は、それを遂行する責務があります。社会保障の基準が変われば対応は変えられるけれども、それが変わらない以上は一緒にがんばってくれませんか？」

これが、そのときの私の精一杯の回答でした。

同じ地域に住む高齢者であれば、施設入居者も目の前で畑仕事をしている80歳の方でも社会から最低限保障されるべき内容は変わらないはずです。それなのに、受け取り手には不公平が生じている場合があることを、あらためて考えさせられたできごとでした。

「社会が変われば社会保障も変わる」という原理原則を、あらためて考える良い機会をいただきました。今から12年も前のことですが、このエピソードはしっかり心に刻んでいます。

KEYWORDS

顕在化していない矛盾に気づき、あたりまえを疑ってみる

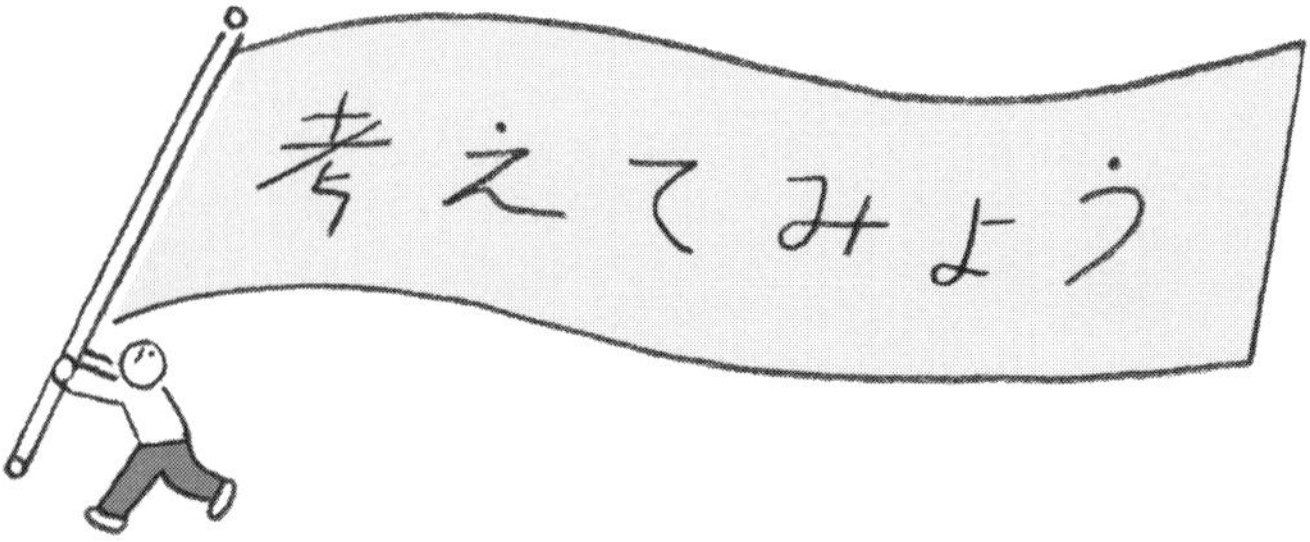

地域全員が「協力し合う」ためにどんな行動をすればいいんだろう？

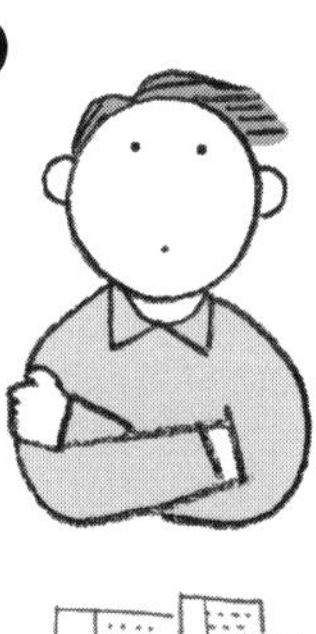

MEMO

ここまで読んで感じたこと、
課題だと思うことを書いてみよう

第3章

組織と人（フィロソフィ）

組織課題の解決のヒントは「価値観の共有化」

人がそれぞれ生きていく中で、だれもが価値観や判断基準というものを持っています。それらは一人ひとりで異なり、そのすべてが正しいと私は思っています。だからこそ、人の生き方に対してだれかがどうこう言うのは間違っているとも思っています。

ただ、組織で行動する場合、それではまとまりません。事業を進めていく中でそれぞれが主張をすると、みな自分を正当化するためにどうしてもぶつかり合いが起きてしまうからです。とくに私たちの携わる医療・介護・福祉の分野は労働集約型産業であり、一人ひとりが提供するサービスが組織の評価や、もっと言うと命にかかわる重大な事故につながることもあります。それゆえ組織として個を尊重しながらも個が集まったときに指針となるような道標が必要です。私は、組織のエンゲージメントを高めながら組織をどのようにまとめていくかは、業態に関わらずあらゆる組織が抱え続ける課題だと思います。

そこで、愛生館グループでは組織で共通の価値観を『愛生館フィロソフィ』と統一し、組織として行動する際の指針としています。この『愛生館フィロソフィ』は、2006年に小林武彦名誉理事長が、京セラ創業者である稲盛和夫氏からの学びを受け、策定したものです。フィロソフィとは、哲学や人生観を意味します。この言葉通り、『愛生館フィロソフィ』には従業員のあるべき姿や目指すべき方向性を一冊の本にまとめて示しています。そのため、日々の業務におけるすべての判断は法人代表である私はもちろん、全従業員が『愛生館フィロソフィ』に基づいて指し示す方向へと考え方を揃え、それぞれが目の前の課題に対して考え方を基に判断し、取り組んでいます。

どのような経営理念や経営哲学を持つかによって、組織は躍動もすれば衰退もします。今でこそ愛生館グループは経営内容が順調に推移していますが、暗雲が立ち込めた時代もありました。愛生館の大きなターニングポイントをお話しします。

長らく院長と経営を兼任していた武彦名誉理事長（当時理事長）は、病院の管理・運営体制を強化していきたいとの思いから、外科医として優秀な先生に院長を託しました。同時期の2000年、高齢化が進む地域の実状やニーズを踏まえ、小林記念病院をそれまでの急性期中心の病院から、回復期、維持期、慢性期までを総合的にケアできるケアミックス型の病院へと方向転換し、在宅復帰の支援まで行うと考えました。

しかし、手術中心の病院への転換を切望していたその院長は、リハビリの撤退を打診してきたのです。当時、武彦名誉理事長（当時理事長）は、高齢化が進む地域の実状やニーズを踏まえて病院の存続までを考えたとき、院長の要望を受け入れるわけにはいきませんでした。かくしてケアミックス型の病院へと思いきって舵を切ったところ、その院長は退職。それを機に、２００２～２００３年にかけて急性期医療・看護を目指す看護部長をはじめ、管理職に就く多くの看護師が一斉に退職してしまい、完全な職場崩壊となってしまいました。そのダメージはあまりにも大きく、結果的に病床を一部閉鎖して入院制限せざるを得なかったのです。

それは創設以来、最大の経営難でした。武彦名誉理事長（当時理事長）は藁《わら》にもすがる思いで医療法人大雄会（現 社会医療法人大雄会／以下大雄会）にお願いしたところ、大雄会から看護部長経験者を派遣して下さいました。また、共に応援に来てくれた優秀な看護師長も組織の立て直しに尽力してくれたのです。おかげで、愛生館はどうにか困難な時期を乗り越えることができました。この経験から、武彦名誉理事長（当時理事長）は医師の道を捨てて経営者の道に専念することにしました。その道の中、医療界以外から経営手法を学ぼうと入った盛和塾で、人生に対する考え方から従業員に対する接し方を学びました。それがきっかけとなり、『愛生館フィロソフィ』の執筆へ至ったと聞いています。

組織や企業の栄枯盛衰は、その組織体が持つ経営哲学によって決まっていくものです。大量退職のできごとがあった以前から愛生館グループには、理念が掲げられていました。しかし、それが従業員へ十分浸透している様子はありませんでした。経営陣が周知する努力を怠っていたのですから、それはある意味、当然の結果だったのかもしれません。実際、『愛生館フィロソフィ』を2006年に導入してからは少しずつ組織全体のエンゲージメントが高まり、加えて経営面においても成長してきたように思います。それは、組織の中で価値観の共有化が図れている証しだと感じています。

地域を良くしたい、と考える人にとって、自分が所属している組織の在り方を見直す、という発想は飛躍しているように思えるかもしれません。しかし、私は企業や病院といったコミュニティに所属する人もまた、その地域に暮らす人に変わりないと考えています。

　また、その組織の中にいる人々の気持ちもバラバラではなく、エンゲージメントが高まっていれば、組織の質が上がり、組織の質が上がれば企業や病院といった単位の質が上がります。質についての価値観や考え方はそれぞれですが、そうした企業や病院、学校、役所などが集まる地域であれば、地域全体の魅力が上がります。

　組織単位で価値観を共有し、課題を解決していくことは、小さな範囲であればすぐに取り組めることでありながら、結果的に地域全体を良い方向に導くとても大切なことであると私は考えているのです。

組織の方向性を間違えないためのベクトルを示す

人に物事を伝える際、誤解されることは必然です。逆説的ですが、理解してもらうことは偶然です。私は、伝わることは大変困難であるということを前提に、どうすれば伝わるのかを常に考え続けています。しかし、多くの人は上手くいかないとき、できなかったことにフォーカスしがちです。

私が伝える際に一番気をつけているのは、示す方向性を間違えないことです。また、事業経営で人に動いてもらう際には、少しでも伝わるように愛生館グループの経営方針を『Ｖｅｃｔｏｒ（以下、ベクトル）』にまとめています。この冊子も『愛生館フィロソフィ』同様、従業員一人ひとりに配布し、組織の方向性を周知しています。

「経営計画書とは、いかに従業員に進むべき道筋を伝えるか。そして勤める法人の未来を感じてもらうか」

これは、５０００社を超える企業を指導した経営コンサルタントの第一人者、一倉定氏（故人）の言葉であり、『ベクトル』はその一倉先生が広められた経営計画書に則っています。愛生館グループでは、『愛生館フィロソフィ』と『ベクトル』の二つをもって、組織の価値観、判断基準、方向性を全従業員に示していますが、当然、理解度は人それぞれです。私はその終わりのない理解の浸透に向けて、日々勤しんでいます。

人はだれしも幸せになりたいものです。しかしながら、その幸せもまた価値観や判断基準は人それぞれであり、幸せのかたちは統一できるようなものではありません。けれど、何かの縁《えん》があって共に働くことになったのです。だからこそ、「この法人に勤めていたら幸せになれる」と一人でも多くの従業員に思ってもらいたいのです。『愛生館フィロソフィ』と『ベクトル』には、そうした想いも込めています。そして、それに共感してくれた従業員はきっと、愛生館グループに自身の未来を託してくれると信じています。

仕事を通して得られる幸せがあるとするなら、個人の目指す方向と組織の目指す方向とが重なれば、「働くこと＝人生が良くなること」と合致するはずです。そのような幸福感を、全従業員に味わってもらえたらと思うのです。

愛生館グループは、２０２２年で創設77周年を迎えました。これまでも、そしてこれからも激動の時代が訪れることでしょう。しかし、今を生きるグループ代表者である私は、従業員も含めてこの地域で生きる未来の人たちを幸せにしていきたいと強く想っています。そしてその想いは、長期的な視点で社会に認められるかたちにする必要性があると思っています。そのためにも、組織の方向性＝ベクトルを時代の変化に合わせてアップデートしながら、今後も法人内外に発信していきたいと思います。

「ここで働きたい」と思える組織に

「全従業員の物心両面の幸福《しあわせ》を求めると同時に
質の高い医療と手厚いサービスを通して
人々の人生をより豊かにします」

これは、『愛生館フィロソフィ』の冒頭に書かれている愛生館の理念です。「全従業員の物心の幸福」の実現と「人々の人生をより豊かにする」という、組織が目指すことについての決意表明でもあります。

幸せになるためには順序があります。人は自分以外のだれかを幸せにして、はじめて自分が幸せになる、ということがこの理念に込めた思いです。私たちが、もし組織として医療や介護というサービス以外のことをするときがくるならば、この理念の文言は変わるかもしれません。ただ、今ある「自分が幸せになるためには、自分以外の人を幸せにしなければいけない」という想いは、必ず残さなければいけない、すべての根底に流れる組織としての価値観だと思っています。

医療・介護・福祉に携わる者としては、「利用者さん第一」であることももちろん大切です。しかし、そのためのサービスを提供するのは働く従業員です。従業員が物心の両面で満たされていなければ、患者さんや利用者さんに良いサービスが届けられるはずもありません。だから私は、愛生館グループが、働く人がいろいろな業務に取り組みながら、「他よりもここにいたほうが幸せになれる」と安心してもらえる組織にならなければと思っています。そのためにも、組織は大事にしている考え方や長期的な方向性を伝え続ける必要性があるのです。つまり、理念を含めた『愛生館フィロソフィ』、また長期的視点に立った『ベクトル』を伝えていくことが、働く人にとっての安心感につながっていくと思っています。

しかし、理念や方向性をスローガン的に書き、額装してオフィスの壁に掲げているだけでは、従業員が見向きもしないどころか風化していくのが関の山です。理念や方向性は組織内で意識的に言い続けなければ浸透もしません。また当然、実行にも成長にもつながりません。それでは組織のエンゲージメントが高まるはずもないのです。

前述したように、組織は長期的な視点に基づいて、「では今年度はいつまでに何をする」といった具体的な計画を従業員に示した上で、それぞれが取り組んでいける環境が大切です。それも思いつきでやるのではなく、有言実行でかたちにしていくことが必要だと思っています。

このようにして組織のエンゲージメントを高めるための環境整備をする中、一部の人だけで取り組んだ場合、非常に狭義の視点になってしまう危険性があります。だからこそ、各職位や各担当がそれぞれの視点に基づいて役割を認識できるような働きかけが必要です。それぞれが自分の役割を認識することで、トップを含めた一部の人だけの取り組みや発想ではない、複合的な視点による発想ができやすい環境をつくっていくことを目指しています。

たとえば、プロジェクトなどで複合的な視点をつくるため、実行部隊となるチームの上に経験豊かな管理職をマネージャーとして配置しています。つまりマネージャーは、直接作業に関わらないけれども全体を把握するというのが役割です。さまざまな部署に顔が利くので、いろいろな情報からプロジェクトに必要な情報を適宜入れられるスキームを構築できます。また、マネージャーがいることによって、実行部隊は別チームの動向も把握しながら、オーバーラップする部分などについても補完することが可能です。加えて、一部の人だけで勝手に進めてしまうようなことも減るでしょう。

人は必ず間違いを起こすものです。それでも環境がきちんと整備できていれば、そうした間違いは必ず減らせるはずです。

また、愛生館グループでは会議体の組織図もつくっています。それによって、その会議体において必要なプロジェクトの報告、進捗状況等、その場で関係各所が共有できる体制を整えています。組織の役割がしっかりとできていることで、前述したような問題点は減るような仕組みが構築できます。

とはいえ、私たちが携わる業界は、タフな仕事が求められることが多いのも事実です。いつも人の手が足りない状態で、それは愛生館グループも例外ではありません。働き手の立場で考えると、仕事を続けるためのモチベーションは必要だと思います。そのため私たち経営者は、彼ら、彼女らと信頼関係を築くことで「ここで働きたい」と思える環境をつくることが求められます。

ここで言う環境とは、単に給与などの待遇面を手厚くすることだけではありません。もちろん、働きに見合った給与体制を整えることは重要ですが、スタッフが求める小さな環境改善でも、真摯に受け止め、反映することだけでも信頼関係の構築につながります。

愛生館グループでは、子育て中のお母さんスタッフに安心してもらうための託児所を設けたり、スタッフが働きやすいシステムを構築したり、介護オリンピックなどのイベントを開催したりするなど、さまざまな施策を実行しています。

理念や方向性に導かれながら有言実行でかたちにしていくことで、働く人に小さな達成感が積み重ねられていきます。それは組織にとっての経営的なメリットにつながり、働く人にとってのやりがいにもつながります。その相乗効果が、より良い仕事、より良いサービスへと還元されていくと思っています。

医療・介護・福祉の相互理解を深めるための組織構築

地域包括ケアシステムとは、要介護となった人が最期まで自分らしい生活を続けることができるよう、地域内で連携して助け合う体制です。こうしたシステムが必要だと言われている時代だからこそ、医療・介護・福祉の各専門職が互いの施設の状況を知るということも、これからの時代における専門職に求められる能力の一つなのではないかと思っています。実際、その重要性を愛生館グループ代表の私からメッセージで伝えても、理解は進むけれども体制構築が進みにくいところがあります。

愛生館グループでは地域包括ケアシステムを推進していく上でも、相互理解が深められるよう、さまざまな取り組みをしています。

たとえば医療と介護を連携する中で欠かせないものに、退院調整があります。急性期病院が入院患者に対して、どれくらいの状態になったら退院できるのか、リハビリなどが必要であれば退院後はどのような施設で、受けるサービスは医療なのか介護なのかを含めて、退院支援計画書を作成します。これは、患者が安心して退院し、早期に住み慣れた地域で療養や生活を継続できるように支援する制度のための手続きです。とくに適切な計画書を作成するにあたっては、看護師が医療と介護・福祉、双方にある程度の知識が必要です。

退院支援計画書の精度を上げ、より良い支援を提供するためにも、送り先と受け入れ先、それぞれの施設等で行っているサービスについて知っておくことが大事だと思っています。そこで、愛生館グループでは医療連携している安城更生病院に勤務する看護師の方々は、私たちの病院・施設見学を長年行ってくれています。見学した方々には、自分たちの役割が終わった後に受け入れてくれる環境を知ることによって、作成する退院支援計画の質が向上していただけると考えます。そして、これは碧南、安城という隣り合うエリア内に、病院、施設、在宅とさまざまなフィールドを持っている愛生館だからこそできる機会創出だと思っています。

見学だけにとどまらず、実習を行ったり人事異動をすることで、より相互理解の促進や地域についての知識も深まります。愛生館グループではそうした体制も整えるべく、日々尽力しています。

相互理解を深めるための組織を構築するためには、他分野にわたる取り組みを積極的に行うこと、もしくは既にそうした取り組みをしている組織と手を組むことが大切です。

互いを知ることは簡単なことではありません。しかし、間に両者についての理解がある人が入ることで、彼らをつなげるパイプの役割を果たすことができます。

こうして、互いを知ることができ、選択肢が増えれば、今度は自分がパイプ役を引き受けることができるはずです。そのように連鎖的に相互理解を深める組織が構築されていけば、セーフティネットの多重構造化が加速度的に進むはずです。

職種ではなく「役割」という視点での組織改編

医療・介護・福祉のセーフティネットを地域のために整備していくためにも、時代に合わせた新しい発想が必要です。また、各専門職も職種というものにとらわれすぎず、すべての組織や施設、事業所での〝役割〟というものを認識しなければならないと、私は思っています。たとえば、その事業所が役割を果たすために、「それぞれの専門職は何をすべきか」、「何が求められているか」と考えてみる発想などが必要だと思います。

当グループの事例を紹介します。一般的に、病院は診療部、看護部、リハビリ部、事務部という職種団体の組織体系が多く見られます。しかし、愛生館グループは2021年にそれを全部白紙にし、〝役割〟という視点で再構築しました。グループの中核を担う小林記念病院においては、診療部、在宅診療部、外来診療部、入院診療部、診療技術部、事務部といった組織としました。病院であるのに看護部を廃止したのですから、これはなかなか斬新な組織改編となりました。

組織変更後は、今まで同じ病棟のフロアで勤務しながら、看護部とリハビリ部という職種別の部門に所属し、それぞれの部署の認識で連携していました。それを看護師も理学療法士も同じ「入院診療部」として新しくカテゴライズしたことで、よりその連携が深まっています。

新規の患者受入れなど何か新しいことを始める際、従来は看護師と理学療法士のそれぞれの役職トップが、必ず互いのコンセンサスを得るための会議を行っていました。しかし、組織改編後は職種別ではなく〝役割〟の中で一人のトップが配置されるようになったため、看護師と理学療法士が同じ部署のもとで、より一層〝チーム医療〟の認識や連帯感が高まってきているように感じます。今までどちらかというと、私の中で〝連携〟はバトンリレーのようなイメージでした。「ここから先はリハビリ、お願いね」というように。そして、組織改編後の〝チーム医療〟は二人三脚のイメージです。看護部とリハビリ部が力を合わせてゴールまで走りきるイメージです。言い換えれば、医療と介護が同じ「入院診療部」という一つのチームとなったことにより、多職種連携から多職種協働できる体制へ進化したと言えるでしょう。

役割について、愛生館グループの例を紹介しましたが、私は、この考え方は医療・介護・福祉に携わる組織以外でも今後必要になってくると思っています。人々の生活様式や働き方が大きく変わり、VUCAと呼ばれる時代を生きる私たちにとって、もはや既存の職種や役職だけでは対応しきれない状況も多くなってきています。

ここで伝えたいことも、本書で一貫してお伝えしていることと同じで、「本当にそのままでいいのだろうか」という視点で組織図を眺めてみてほしいのです。「昔からあったから」「売上に貢献してくれている部署だから」「人が多くて手を入れるのが難しい部署だから」という要因を一度排除し、まっさらな目で全体を見直してみると、案外簡単な方法で組織を良い方向に導く選択肢に出会えるかもしれません。

多職種協働の環境に有効な「マネジメント」という共通言語

異なる職種同士が同じフロアで動きやすくなるために、〝役割〟で部署を編成し新しい組織にしました。看護とリハビリが一つの組織になったことで、多職種連携から多職種協働というかたちに変わり、より動きやすくなったと現場から聞いています。

良くなる面がある一方で、当然新たな課題も生まれます。たとえば、看護師と理学療法士という異なる専門職間の意思疎通です。同じ専門職の人であれば、暗黙知の理解ができました。しかし、多職種であることから、同じようにはできない部分をどう補完していくのかは、「互いを知る」努力をしながら進めていかなければならないところでしょう。ただ、愛生館グループにはこれまでも多職種連携でやってきたという実績がありますから、ゼロから構築していくわけではありません。私は創意工夫して改善していってくれるものだと、信じています。また、このようなときも、『愛生館フィロソフィ』や『ベクトル』が間違いなく指針となってくれることと思います。

医療・介護・福祉の業界は、それぞれが専門職の資格を有するエキスパート集団です。しかし、医療者と介護者では培ってきた知識や文化がまるで異なります。看護師、リハビリ職、管理栄養士など、それぞれに専門用語を含んだ言語がある、というイメージです。それぞれが自身の専門分野以外の理解が乏しい場合、連携や協働しようとしても、はじめはなかなか言葉が通じにくいのです。要は、多職種協働の現場は、いみじくもアメリカのような多人種国家というようなイメージなのです。

多職種で協働し、より良いサービスを提供するためにも、多職種間のコミュニケーションツールとしての共通言語を持つ必要性があると思っています。そして、共通言語をつくることも組織の役目です。

そこで私が有効と考えるものの一つに、マネジメントがあります。マネジメントとは、「人に動いてもらう（他力を借りる）ための技術」だと、私は理解しています。

そのため、愛生館グループではリーダー育成する際、共通言語となるマネジメント教育に力を入れています。階層別の研修を設け、リーダーシップとマネジメントについて基礎から実践までを従業員が身につけられるようにしています。このマネジメント教育が浸透すると、リーダー同士が話す際の共通言語としてマネジメントがあることによって、他事業所との連携もスムーズになると考えています。

愛生館グループでは地域包括ケアシステムの構築を実践する中で、組織における人の在り方を日々追求しています。介護・福祉の現場で、月に一度、病院、特養、老健の看護・介護を統括している責任者が集まり、ミーティングを行っているのも、その一環です。施設によって役割は異なれど、標準化された質の高い看護や介護を提供するため、グループ全体の人事異動や人材育成についての戦略を練っています。

ここでの人事異動の目的は、教育のためです。私は、この法人内の従業員が多様な現場を体験すべきだと常々思っています。異動することで一人ひとりが成長するのはもちろん、組織も成長していけるからです。

多職種協働によって生み出されるのは、「質の高い医療と手厚いサービス」であり、その先にあるのが「より豊かな人生」です。理念を実現化していく上でも、従業員がそれぞれの人生で持ち得た価値観ではなく、組織がどのような考え方で行動するかという別の価値観を持つことが、組織がフィロソフィを備える意義だと考えています。

私の師の一人である京セラ創業者でJALの名誉会長である、故稲盛和夫氏は、組織が掲げるフィロソフィについて「人間としてもっとも正しい生き方へと導くシンプルな原理原則」と説きました。フィロソフィをベースに価値観や判断基準を共有化することや、専門分野が異なるエキスパートたちの間に共通言語を設けることが組織の発展においていかに大切であるか、これでおわかりいただけると思います。

EPISODE

組織の成長、働く人の幸せを引き寄せるのは組織が示す経営哲学（フィロソフィ）

EPISODE 01

働く人のバイブルとしての、『愛生館フィロソフィ』

愛生館グループでは、経営指針となる書籍『愛生館フィロソフィ（以下、フィロソフィ）』を全従業員に配布しています。そして、従業員のあるべき姿や目指すべき方向性が全6章73項目に示され、業務上の判断はすべてこの一冊に基づいて行われています。

本として全従業員に配布しているのは、綴られた理念や哲学を納得してもらいたいという経営側の想いがあります。日々従業員は会議などに必ず携帯し、困ったときなどにはフィロソフィを開くことで解決の糸口を見つけます。またあるときは、フィロソフィを開くことで原点に立ち返り、新たな問題点を見つけるなど、それぞれの業務に大いに活かしてくれています。そうした意味でも、フィロソフィは従業員にとってのバイブル的な存在になっていると思っています。

初版が刷られたのは2010年です。気がつけば12年余の年月が経ちましたが、理念が浸透していくまでには地道なルーティンが必要でした。

愛生館グループでは各部署で毎日朝礼を行っています。朝礼では、その日の担当者がフィロソフィの中から印象に残った項目を一つ、読み上げています。経営、心、仕事、困難、人生などを考えるものから、リーダーの役割や管理職の役割まで、さまざまなジャンルがあります。そのため、読み手の立場や読む日の気分でも捉え方が変わり、朝礼の際のフィロソフィ読み上げを通して自身の心の成長も感じられると思っています。

73項目の中でもよく読まれるのは、「感謝の気持ちを持つ」という項目です。抜粋してその内容をご紹介させていただきます。

＊＊＊＊＊＊＊

8　感謝の気持ちを持つ

もしも、愛生館に人の和がないと、利用者に喜んでいただけるサービスは提供できません。なぜなら提供するサービスには人の心が反映されているからです。そのため、「オレが、オレが」といった利己的な考え方では、和をつくっていくことはできません。

私たちが今日あること、そして存分に働けることは、サービス利用者はもちろん、職場の仲間、家族といった周囲の人々の支援があるからこそです。決して自分たちだけで、ここまでこられたわけではありません。

愛生館は、現在は順調に推移していますが、それぞれ赤字のときが一時期ありました。仲間の協力がなく、それぞれが単独で経営していたならば、既に社会から消え去っていたかもしれません。

赤字の部署でも、他部署と同じ賞与を手にすることができるのは、相互の協力があるからこそです。

このことを忘れず、常に周囲への感謝の気持ちをもち、お互いに信じあえる仲間となって仕事を進めていくことが大切です。

＊　＊　＊　＊　＊　＊　＊

※フィロソフィではこの文章の後に、解説を補足した構成になっています。

毎日忙しく働いていると、感謝の気持ちを口にすることをつい忘れてしまいがちです。しかし、私たちが今日あること、そして十分に働くことができることは、サービス利用者や職場の仲間、家族といった周囲からの支援があるからこそです。子育て真っただ中で勤務体制に制限が出てしまう従業員などは「仕事を代わっていただき、ありがとうございます」という感謝の言葉とともに、この項目を読み上げる人が多いように感じています。

朝礼での持ち回りも、12年も積み重ねると大きな成果がついてきます。愛生館使命である「人々の人生をより豊かにします」を、今では全員が暗唱できます。また、あたりまえのことかもしれませんが、笑顔での挨拶やビジネスの基本である「報告・連絡・相談」など、組織の中に良い習慣が定着した様子を見ても、愛生館フィロソフィは着実に組織に浸透してきたと実感しています。

ある部署長がこんな話をしてくれました。

「部下を指導する際、自分の価値観や経験則からでしかアドバイスができなくて、指導後に、これで本当に良かったのだろうか、と悩むことが多かったんです。でも、『愛生館フィロソフィ』ができたことによって、現場で何か指導するときはいつも、フィロソフィにこう書いてあるから、という言葉を添えるようになりました。私にとって『愛生館フィロソフィ』は、一つの判断基準であり、組織とコンセンサスを合わせていくときの根拠となるものです。今では迷いなく自信を持って部下たちに伝えられるようになっています」

繰り返しになりますが、人の価値観はそれぞれが正しいものです。しかし、組織で考えたとき、個人の価値観ではなく組織の価値観が必要となります。前述の部署長は看護学校での教師経験がありますが、自身が学んできた方法論にこだわらず、フィロソフィを判断基準として行動しています。『愛生館フィロソフィ』の価値観を共有している非常に良い例ではないでしょうか。

この部署長のように現場で方針を指し示す立場の場合、有言実行の姿勢ではないですが、ブレない基軸を持つことが重要です。毎回、意見が変わるような上司に部下はついていきません。その点でも、フィロソフィは、組織におけるさまざまな場面で基軸となるヒントをくれることでしょう。

KEYWORDS

フィロソフィが業務上のすべての判断基準を担う

EPISODE 02

「オタガイサマシステム」で働きやすい環境づくり

2003年に起きた看護師の大量退職のダメージは相当なものでした。リカバリーしたくても2004～2005年頃は看護師の入職が少なく、196床あった病床も非常に低い稼働率でした。結果、病棟閉鎖をせざるを得なかったというところがあります。ようやく入職した看護師もほどなくすると辞めてしまい、なんとか定着させなければと当時の看護部長、人事部長が知恵を集め、つくったのが「オタガイサマシステム」でした。

「オタガイサマシステム」は、休業・仕事と家庭の両立・自己啓発・就業継続の4つを柱とした、愛生館グループ独自の就労支援スキームです。「オタガイサマ」の6文字には子育て支援のメッセージが込められており、従業員間に〝お互いさま〟の心を育て、働きやすい環境づくりの一端を担っています。

オ……大きな心で
タ……互いの幸せを願う
ガ……がんばるママ
イ……活かされる
サ……さわやかママが
マ……満足する職場

考案するにあたって大切にしたのは、『愛生館フィロソフィ』と従業員の声でした。職場崩壊に至るまでに小さな不満があちこちから噴出していたようで、２００３年頃、現場から「休みがなかなか取れない」という声が上がったそうです。制度を策定するにあたっては過去の反省点を改善すべく、２００６年頃、連続休暇制度をはじめて導入しました。現場からは「ますます病棟が回らなくなるのでは」といった懸念もありましたが、計画的に休みを取ることの有益性が徐々に浸透していきました。とくに子育て世代の従業員からは「大変助かる」と喜んでもらえました。

そして「オタガイサマシステム」をかたちにしていく際、従業員らが考え方の軸にしたのが『愛生館フィロソフィ』です。法人使命である「人々の人生をより豊かにします」、法人理念「全従業員の物心両面の幸福を求めると同時に質の高い医療と手厚いサービスを通して人々の人生をより豊かにします」の二つが制度の根底をなしています。

その後、従業員の定着率が上がっていったわけですが、「オタガイサマシステム」の制度も寄与しているのは間違いない事実と言えるでしょう。

当時、他院ではこのような取り組みがなく、2008年には「医療従事者に選ばれる職場づくり」として日本看護協会で発表する機会がありました。その後、他府県の看護協会の方々も視察に来られました。

「オタガイサマ」は助け合いにもなる反面、自己主張が強くなるといった二律背反な部分があります。「オタガイサマシステム」が制度として定着するまでには自分だけの主張で休みを取るといった、勝手な動きが出てきたりもしました。そうした経験も制度を改良していくきっかけとなり、その後、短時間勤務の制度の策定へと派生しています。

この短時間勤務制度は、育児、介護、障がいを持つ子どもや配偶者を看護する人などが対象となっています。せっかく専門職の資格を持ちながら、周りを取り巻く環境から仕事を断念せざるを得ない環境にいる人も、活躍できるような職場環境をこれからも整えていきたいと思っています。

KEYWORDS

お互い、気持ちよく働ける環境を創意工夫

EPISODE 03

理念の実践として取り組んでいた環境づくりの副産物

愛生館グループにおいて、環境整備はすべての活動の原点です。フィロソフィにも「働く仲間の物心両面の幸福《しあわせ》実現と愛生館繁栄のためには不可欠です」と明記し、整理、整頓、清潔、礼儀、規律、安全の６つを働きやすい職場環境と考えて、全従業員が妥協せず徹底的に実践しています。

理念の実践ということで取り組んできた働きやすい職場づくりですが、その成果が外部から正式に認められたことで、従業員もあたりまえのことをやり続ける意義を実感したのではないかと思います。

２０１６年夏、愛生館グループの中の社会福祉法人 愛生館（以下、（社）愛生館）が、厚生労働省が認定する「ユースエール認定企業」に東海圏の医療・介護事業において、はじめて認定されたのです。これは、若者の採用・育成に積極的で、若者の雇用管理の状況などが優良な中小企業が認定される制度で、2015年10月から施行されています。

認定企業になるためには、12の認定基準を満たさなければなりません(以下はその一部)。

- 人材育成方針や教育訓練計画を策定するなど、若者を迎え入れる準備が万全
- 直近3事業年度の新卒正社員の離職率20%以下
- 前事業年度の正社員の月平均所定外労働時間が20時間以下
- 月平均の法定時間外労働60時間以上の正社員がゼロ
- 有給休暇の取得率が高い
- 採用数や研修の有無など、職場情報を公開している

という具合に、こと細かに決められています。

(社)愛生館では人事部のイニシアティブのもと、働きやすい職場環境を整えてきま

した。結果、教育体制が充実しただけでなくキャリアパス制度も導入しています。また、有給休暇取得率は年々向上し、10年ほど前から平均取得率が70％を超え、現在、介護の現場の9割の人が取っています。とはいえ、働き方改革を含めて職位が上がるほど有給休暇を取りにくいのは一部否めませんが、それでも他の組織より取得率が高いと思っています。

こうした事例はほんの一部ですが、働きやすい職場環境づくりについては、制度の施行前から取り組んできた自負があります。

ユースエール認定制度を取得すると、低利での融資制度の利用や公共調達における加点評価などさまざまなメリットがあります。これら以上に魅力だったのが、①ハローワーク等で重点的にＰＲが可能　②ハローワークが開催する認定企業限定の就職説明会への参加でした。

ご存知のように介護業界における人材不足は深刻な問題で、多くの介護現場がその人材の確保に悩まされています。現実問題、２０２３年には約22万人、２０４０年には約69万人の介護従業員不足となると、厚生労働省によって予測されています。

㈳愛生館でも介護求人は一年中行っていることであり、一人でも多く優秀な人材を採用したいという思いがありました。ハローワーク対応のメリットを含め、「ユースエール認定企業」に選ばれることは大変意義のあることだったのです。

制度の施行間近の2015年のある日、私はハローワークにいました。介護人材を確保する相談を兼ねて、当時の所長のもとへ足繁く通っていたのです。すると所長から、

「今度、厚生労働省からユースエールという認定が施行されますよ。条件としてはなかなかハードルがありそうですが、愛生館さんならすぐ取得できると思います。取ってみてはいかがですか?」

そう勧められ、すぐに書類申請を行おうと考えました。ですが、人事課の業務が立て込んでいたこともあり、2016年の春から書類申請を行いました。それでも、愛生館は介護分野において東海地区初の認定となりました。

これからも介護職のキャリアアップを支援し、地域で活躍できる専門職の育成を進めていきたいと思います。

KEYWORDS

国の制度は積極的かつ有効的に組織活用する

EPISODE 04

あらゆる従業員にスポットライトが当たる「介護オリンピック」

医療・介護・福祉というサービスにおいて、上も下もありません。たとえば、老人ホームは大きく分けて介護ですが、そこには看護師も医師も配備されているといった具合に、施設によって人的資源などの配分が違うだけで、だれもが地域に配置されているものです。とはいえ、国家資格取得の難易度にはじまり高度な技術、診療、治療に至るまで、社会的に医療従事者が特別視されがちであるのは否めません。それに比べ、生活を支援する介護職はどうしても医療職の陰に隠れがちなのも事実です。

愛生館グループでは、一般の人が介護職に抱くネガティブなイメージを払拭し、どのような専門職でもそれぞれのステージでがんばって輝いている人がいるということを、さまざまな角度から発信しています。

2022年で8回目の開催となった「介護オリンピック」も、そうした一環です。この取り組みは、愛生館グループに属する介護従業員が参加し、介護技術を毎年競い合うものです。

はじめて開催した当時、介護職の社会的なイメージは決して良いと言えるものではありませんでした。実際の現場を見たことのない人によって、キツい、汚い、キケンの3Kの最たる例だと、勝手なイメージが先行していました。ところが実際に現場で従事している介護職の人からすると、人から感謝されることが喜びであり、人を介助する仕事にプライドを持って臨んでいるわけです。メディアが伝える介護の情報はあまりにも偏っていて、どこか印象操作のように感じていました。また、それを鵜呑みにしがちな世論に対しても非常に危機感を抱いていたのです。

しかし、それ以上に私は目の前で介護という仕事に対し、誇りや楽しみを持ちながら日々介護に従事している人たちに、何か楽しめる特別な機会をつくりたいと思ったのがはじまりです。

そんなとき、従業員の一人が神戸にある「社会福祉法人あかね」が取り組んでいる従業員向けのイベントについての情報を教えてくれました。

「社会福祉法人あかねでは、介護オリンピックと銘打って介護の技術を競技種目とした大会をやっていて、従業員たちがとても盛り上がっています。とてもモチベーションが上がる施策だと思うので、愛生館でもやってみませんか？」

さわりを聞いただけでも実に面白そうな企画でした。そこで従業員の提案をやってみることにしたのです。

開催をするにあたって、「介護オリンピックプロジェクト」を組み、そのメンバーで愛生館での大会のアウトラインを固めていきました。そして開催目的として定められた以下の３つのことは、現在も大会のベースとなっています。

①愛生館で働く介護従業員の介護技術の質の向上を図る
②利用者により安心・安全な介護提供ができる人材の育成を行う
③介護従業員間のコミュニケーションを推進させる

介護オリンピックの出場資格は、愛生館グループの施設に属する介護福祉士やケアワーカーです。各施設から競技内容や介護経験年数によって選抜し、施設代表選手として参加します。

そして、競技内容は移乗の介助やベッドメイクなど、日常の業務で行っている介護技術です。採点は、腰痛対策や事故防止、感染への配慮などの評価項目を基に行います。

こうして、2015年に第一回 介護オリンピックが開催されました。競技で従業員たちが緊張しながら奮闘する姿も印象的でしたが、驚かされたできごともありました。それは、各事業所から見学目的でやってきた従業員たちが、自然発生的に応援合戦をし始めたのです。はじめてのイベントながら、あのときの会場の高揚感は今でも思い出されます。

その後、働く人が健康で長く仕事が続けられる環境づくりについても一層考慮し、競技課題のテーマには腰痛予防対策を理解して適切に福祉用具を使用できる介護職の育成を取り入れました。また、ここ数年は新型コロナウイルス感染症拡大によって規模を縮小しましたが、それさえも逆手にとって防護服の着用を競技に導入するなど、従業員の頼もしさを垣間見ることができました。各事業所からの応援もＺｏｏｍによるライブ中継でしたが、リアルで実施したときと変わらない熱量でした。介護オリンピックといえば事業所対抗の応援合戦という感じで、今では楽しい名物になっています。

みんなでつくり上げてきたこの大会も、今では毎回100人近くの関係者が集まる規模感へと成長しています。従業員のなにげない提案で始まった介護オリンピックは、技術者の技術向上といったメインテーマの実現だけでなく、施設、組織の一体感を生み出しています。何より、たくさんの従業員にスポットライトが当たる機会の創出につながっています。

KEYWORDS

働く人が仕事に楽しみや誇りを持つための機会は組織が用意する

EPISODE

05

介護施設の業務フローにＡＩ、ＩｏＴを活用した事例

医療・介護業界における人材不足はもはや慢性的で、多くの現場が悩まされています。人材確保のための求人募集はもちろんのこと、厳しい経営環境にありながらもサービスの質を維持するための創意工夫が求められます。その解決策の一つとして期待されているのがＡＩ・ＩｏＴの活用です。

愛生館グループでは、ケアミックス型の小林記念病院を中核として、介護老人保健施設や特別養護老人ホームなどの介護施設、在宅支援事業所など、複数の施設を運営しています。中でも２０１８年に開設した「特別養護老人ホームひまわり・安城（以下、ひまわり・安城）」ではさまざまな最新設備を取り入れ、介護業務の効率化を図っています。とくに次代を見据えた業務フロー改革を目的に導入した「見守りシステム」は、非常に効果の感じられるものでした。

介護施設の日々の業務フローにおいて、ウエイトが大きいものの一つに夜間巡視があります。当時、どの介護施設においても、夜間帯の21～5時までの間に計4回、スタッフが巡回していました。入居者の安全確認などの目的で行うものなのですが、逆にそれが原因となり入居者の睡眠状態に悪影響を及ぼしているのではないか、という仮説が上がったのです。確かに2時間おきに枕元で人の気配がしたら、なかなかの安眠妨害と言えます。

そこで、ひまわり・安城では見守りシステムを導入するにあたって「夜間帯の2時間おきの巡視は入居者の睡眠に悪影響を及ぼす」という仮説のもと、「夜間の良質な睡眠のための優しい見守り」というテーマでプロジェクトを組み、業務フローを再考することにしたのです。

プロジェクトメンバーは、法人からは理事長（私）と、ひまわり・安城の施設長、事務部長、介護従業員2名。そして東京大学 大学院工学系研究科（工学部）／水流聡子特任教授、東京理科大学 理工学部経営工学科／安井清一准教授、コニカミノルタ担当者という布陣で臨みました。

プロジェクトの要となるのは、コニカミノルタＱＯＬソリューションズ株式会社が開発した見守りシステムである「Ｈｉｔｏｍｅ Ｑケアサポート（当時はケアサポートソリューション／以下ヒトメク）」です。そのワークフローは、天井に設置した近赤外線カメラと行動検知センサーで入居者の行動を認識し、スマートフォンに知らせる流れとなっています。従業員は入居者の部屋へ巡回することなく、オンタイムで配信される動画から入居者の姿を確認し、その場でケア記録を作成します。

従来から、介護従業員は入居者によるスタッフコールの呼び出しでも動いていました。この「ヒトメク」はスタッフコールと同様の役割を果たすほか、察知した情報を控室のモニター上で常に確認できるなど、さまざまな機能を有しています。今回の業務フロー改革でとくに活用した機能は、

①状況を「見て行動」

②胸の動きによる体動以上検知で「安否確認」

③転倒・転落時の「エビデンス」

の３つでした。

①の「見て行動」は、従業員が室内の入居者の状況をまずモニターで確認後、ケアに必要なものを事前準備した上で訪室できるため、業務フローが従来とは大幅に変わります。

対象施設となったひまわり・安城は、ユニット型の特養で夜間帯は20人の入居者に対して従業員が一人で対応しています。夜間帯の主な業務としては、①夜間巡視(23時、1時、3時、5時)②おむつ交換③トイレ誘導④体位変換の4つですが、これらの業務が入居者の睡眠を阻害する要因にもなっています。

そこで、まずは業務全体を見直した上で、業務フローを次のように改善しました。

①夜間巡視→起床や離床、転倒疑いなどのシグナルを発報する「ヒトメク」の機能を活用し、従業員による直接的な巡視ではなく、「ヒトメク」のモニター／スマートフォンによる間接的な巡視で常時対応。

②おむつ交換→肌トラブルや尿路感染症などのリスクを未然に防ぐために、適切に行う必要性はあるけれど、夜間覚醒の要因でもあるため、最大容量のおむつで夜間対応。

③トイレ誘導、④体位変換↓ともに良眠よりも優先すべき業務だと判断し、必要な方に対して継続して実施。

業務フロー改革にあたっては、従業員と事前に話し合いを重ねました。その際、ルール変更に伴うトラブルは、個人の責任ではなく法人の責任であることを周知した上、改革に至ったのです。もちろん、一般的な安全確認とは違う方法で行うことに間違いないか、所管する行政に事前確認をしました。業務フローを変更後、夜間の途中起床の回数が11%減少しました。この途中起床の減少は従業員にも入居者にも大きな改善をもたらせたのです。従業員においては夜間帯の業務時間のうち3割削減を実現しました。また、入居者からは取り組み後に「夜間巡視がなくなってから良く眠れるようになった」「夜に起こされる感覚がなくなった」などの言葉をいただいたのです。結果的に、「ヒトメク」を活用した間接的な常時巡視は、入居者の良質な睡眠環境をつくる上で一定の効果があると考えました。その一方で、起床回数に差のないフロアもあり、夜間帯での起床問題の発生は、夜間巡視に限ったことでなく、要介護度や認知症生活自立度なども関わってくることが見えてきました。

また、従業員においては、夜間帯（23～5時までの6時間）の従業員控室の滞在時間を比較してみたところ、導入前と導入後では滞在時間が明らかに増えています。何より、「夜間巡視がなくなったことで、時間に追われる感覚がなくなった」「訪室の必要性のある入居者に、ゆっくり対応できるようになった」等、時間のゆとりが心に余裕をもたらせていることを、従業員自身が実感しています。

ひまわり・安城の野村勢津子元施設長がこう言ってくれています。

「夜間は20人の利用者を一人で管理していますが、入居者の方が順番にブザー（スタッフコール）を押してくれるわけではありません。見守りシステムのモニターでさまざまな予測ができるのも助かっています。たとえば、転倒転落を含めてリスクが高い人が離床という場面を察知したとき、優先順位を画面の中で見て、『あ、この人のところに先に行かなくちゃ』と判断ができる。必要な人、必要な所に、必要なタイミングで対応できますから、『ヒトメク』の導入がサービスの質の向上につながっています」

夜間業務の中でも多くの時間を費やされていた夜間巡視。その業務に見守りシステム「ヒトメク」を活用したことで、常時巡視という新たな業務フローに変更することができました。また、ひまわり・安城ではその他に、ポータブルトイレにも工夫しました。これまでは汚物を従業員が回収していましたが、各部屋の壁に給水と排水の管が用意されているので、トイレの管をつなぐだけでそのまま水で流せます。一般的なポータブルトイレは排泄物が入った容器を取り外して、汚物室まで持っていって流して洗い、衛生処理をしてまた入居者の部屋へ届けるというフローがありますが、それが省略できることで時短となり、かなり効率化が図れています。また、浴室や洗濯機がある部屋にも最新のダストシュートを設置しました。専用の穴に入れれば、そのまま専用ゴミ置場へ運ばれます。これで一日に何回も外までゴミを運んでいた従業員の手間が省けました。

「いずれも小さな環境改善かもしれませんが、日々のこととなるとその積み重ねが貴重な時間になるのかなと思います（野村元施設長）」

ひまわり・安城ではＡＩやＩｏＴの導入によって入居者の生活環境が向上し、従業員の現場負担の軽減につながり、労働環境を改善するという成果を上げることができました。そして、この施設での成功事例を、法人の他施設で順次導入しています。

今後の日本はさらなる少子高齢化を迎えます。それは、私たちの提供するサービスを必要とする層が増加するとともに、サービスに従事する人が減ることを意味しています。介護人材が不足する中で需要に供給が追いつかなくなっている現代に、AIやIoTといった最新テクノロジーを業務フローに融合させることが介護課題の解決の一歩となります。従来のやり方に固執せず、新しい介護の世界を切り拓いていくことを、今後もどんどん挑戦していきたいと思います。

KEYWORDS

最新テクノロジーを業務フローに融合し新しい介護へ

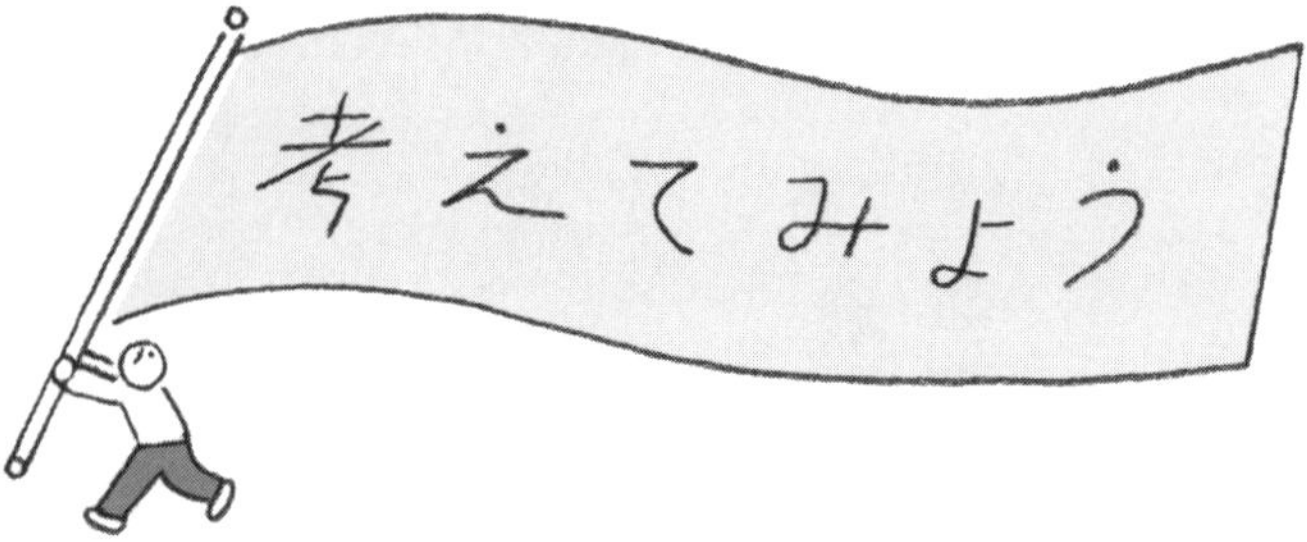

あなたはまわりの人たちとどんなゴールを目指しているんだろう？

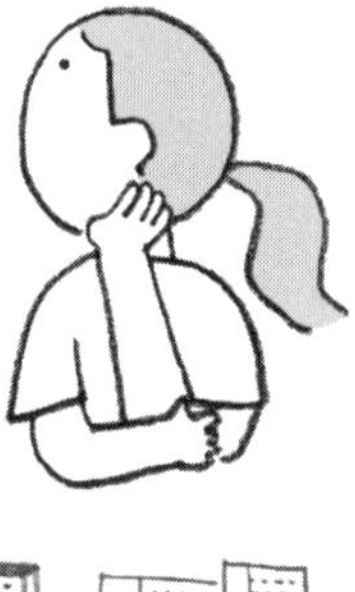

MEMO

ここまで読んで感じたこと、
課題だと思うことを書いてみよう

第4章

今、できることは何か

未来思考のもと、
自分には何が
できるのかを考える

ここまで、医療・介護・福祉の在り方やこれからの地域共生社会、そして組織と人の在り方について考えてきました。では、そこで今を生きる私たちができることは何なのでしょうか？

何ができるのかを考えるとき、まずフォーカスすべきは「今、何をすべきか」ではなく、「未来を創るために、自分が何をしなければいけないのか」という部分です。つまり、一人ひとりが未来思考で考えることが大切だと思っています。

たとえば、地域共生社会においては住み慣れた地域での生活を継続できるよう、自助・互助・公助・共助という包括的な支援やサービス提供体制の構築が推進されています。自分のことを自分でする「自助」、近隣と相互に支え合う「互助」、税による公的負担の「公助」、介護保険などリスクを共有する仲間（被保険者）の負担である「共助」と、個人から近隣、地域、そして社会という観点での支援があります。

しかし、何か問題があってもだれかがやってくれる、行政が助けてくれる、といった考え方で果たして良いのでしょうか？　前述しましたが、高齢化に伴って社会保障給付費は年々増加しています。２０２２年の予算ベースでは、その額、１３１・１兆円です。これは対GDP比の23・2%となっています（厚生労働省）。

国の歳出のうち約5割が税収、あとの4割強は国債によってまかなわれています。そして、社会保障の財源には保険料のほか、多額の公費が充てられており、社会保障のための公費は国の歳入の大部分を占めています。こうした負担は将来世代へと先送りになることを、どれだけの人が理解できているのでしょうか？

社会保障給付費の増加に伴い、当然ながら社会保障に関する国民の負担率も増加しています。これから先、少子高齢化がますます進むことから、さらにさまざまな制限がかかってくる中で、社会が変われば社会保障も変わるということを、それぞれが理解しなければなりません。

奇しくも2022年10月から75歳以上の後期高齢者の医療費の窓口負担割合が1割から2割へと変わりました。しかし、その昔、日本では高齢者の医療費が無償だった時期があったのです。

1973年、老人医療費の無料化が施行され、70歳以上は無料で医療が受けられました。GDPに占める社会保障費の割合が低かったからこそ、老人医療費の無料化も不可能ではなかった時期です。老人医療費が無料だという社会保障のもと、当時、病院は高齢者のサロンと化していたと聞きます。医療や福祉というものは、「タダだからもらったもの勝ちだ」、「使ったほうがトクだ」、という発想が根底にあったのではないかと思っています。しかし、たとえ無料であっても使う限りはそこには必ずコストがかかっているのです。そして、そのコストはみなさんの共通財産である税金で賄われているということを認識しなければいけないと思うのです。

日々のサービスだけでなく、すべてのものはゼロからつくることにも費用がかかり、その後、つくられた新たなサービスの維持、管理、更新をしていくことに対しても費用が発生するのです。それが新たな施設建設だった場合には、つくる以上に維持費がかかるということを、だれもが認識しなければなりません。

「タダより高いものはない」という言葉があります。タダで利用できるものは、一度その背景にまで考えを巡らせてみてください。案外、そこには自身が国に納めている税金が使われていることが往々にしてありそうです。無料で利用した分は一体だれがその負担を受け持つのか、未来思考で考えてみてはいかがでしょう。

「何かしてもらう」
発想から
「自分でできること」
探しへ

社会保障においては、これまでの「社会に何かをしてもらう」という意識から、「自分には何ができるだろう」という考え方に転換しなければならない時代になり始めていると、私は思っています。高齢だからとか、障がいを持っているから何かをしてもらうという考え方ではなく、「自分にはこういう制限があるけれど、何ができるんだろうか」という視点を一人ひとりが持たなければ、これからの日本は衰退の一途をたどるのではないのでしょうか。

そもそも完璧な人など、どこにもいません。高齢者や障がいを持つ人に限らず、どのような人もそれぞれが人の支えのもとに生きています。だからこそ、社会や地域から「何かをしてもらってあたりまえ」ではなく、今ここにいること自体がいろいろな人の助けや支えのもとにあるのだと気づくことが大切です。高齢、障がいなどといった背景に関係なく、生きとし生けるものすべてがそう思うことが必要なのではないかと考えています。

社会保障において海外で私が見聞した事例では、障がいを持つ人に対して二十歳を一つの節目に自立を促していくというものでした。子の自立を両親が支えながら仕事もしていく、そのような話を聞いたとき、私は日本で行っている障がいを持つ人への支援の在り方に疑念を抱いたものです。

日本では障がいを持つ子どもに対して両親が常に力を擁し、その人の「生きる」を支え続けていると感じています。見方を変えれば、両親が障がいを持つ人を支え続けている限り、その当人も両親も労働の機会を失ってしまいます。そのため、その当人も両親も日本のＧＤＰに貢献する生産性には寄与できなくなるわけです。

たとえば、両親２人でずっと支えてきた障がいを持つ人が何らかの事情で自立すると決まったとき。その人が１人では働けないくらいの障がい等級のために、支援者が仕事をサポートしてくれることになりました。仮に10人の障がいを持って働く人を、２人の支援者でサポートするとします。すると、今までは１人に対して大人２人（両親）の支援が必要だったものが、10人に対して２人の支援で可能になったことで、障がいを持つ10人に対してお世話をしていたそれぞれの両親２人＝計20人とした場合、単純計算で18人は外での就労が可能になるわけです。そこでの報酬の一部を社会保障の一環として、障がいを持って働く人を支援する人たちに充てることもできるのではないでしょうか。もちろん現実は、このような計算通りにはいかないと思います。しかし、障がいを持っている人の支え方も、やり方次第で日本のＧＤＰに寄与する可能性が生まれるのです。

「自助・互助・公助・共助」から見た地域包括ケアシステムで考えたとき、少子高齢化や財政状況から「公助」「共助」の拡充は今後期待できそうにないのが現状です。「自助」「互助」を意識した取り組みがますます必要となってくる時代の中で、高齢者や障がいを持つ人に対しても、その例外ではないでしょう。

〝仕事付き高齢者住宅〟構想を本気で考えてみた

私は障がいを持っている人も高齢者も共に〝人の支援を必要とする人たち〟というような表現ができると思います。そして、〝人の支援を必要とする人たち〟は一人だけでは「できないこと」があると同時に「できること」もあると思っています。その当人が「できること」と「してほしいこと」をマッチングするような仕組みづくりが、これからの地域共生社会に必要なものではないでしょうか。

とくに高齢者については一定年齢に達したからという理由で社会から与えられるばかりでなく、できることがあるならばどんどん働いてもらう機会が必要だと思っています。

極論を言えば、〝人の支援を必要とする人たち〟は何もできないわけではありません。それぞれに何かしらの制限がある中でも「できること」にフォーカスすることで、自立を促すきっかけになると思います。そのためにも、住まいと就労のさらなる推進をしていかなければならないのではないでしょうか。

そのような認識のもとに、「仕事付き高齢者住宅」という構想を考えています。

人の支援を必要とするからこそ、医療・介護・福祉といったサービスをつけ、そのサービスで支えてもらいながら生きていく、これも必要かもしれません。しかし、

〝人の支援を必要とする人たち〟が受け身な生き方ばかりでない、能動的に生きていく方法も地域共生社会にはあると思うのです。だからこそ、サービスを受けることが前提ではなく、自分でできることを自ら探して働いてもらうという意味での就労のマッチングが可能な仕組みづくりを考えていきたいと思っています。そして、そのスキームがあれば、前述した障がいを持つ人に自立支援の一環で、両親と別の住まいの提供も可能でしょう。

「仕事付き高齢者住宅」を実現するためには、就労先については、「仕事付き高齢者住宅」側が「これだけの仕事がありますので選んでください」と提示するパターンや、地域にはたくさんの仕事がありますから、地域の企業とマッチングさせる方法など、その選択肢もさまざまに考えられるでしょう。

「仕事付き高齢者住宅」は、既にモデル事業として実施している地域もあります。しかし、社会で認知されてはいません。地域と地域の企業を巻き込む感じで提案ができるような、そういう社会になっていかなければいけないと思うのです。

「一億総活躍社会を目指す」――故安倍晋三氏による2015年の宣言は記憶に新しいところです。少子高齢化の流れに歯止めをかけ、だれもが活躍できる「一億総活躍社会」。その中には、「若者も高齢者も、女性も男性も、障がいや難病のある方々も、一度失敗を経験した人も、みんなが包摂され活躍できる社会」という考えもありました。社会的包摂（ソーシャルインクルージョン）とは、社会の中から排除する者をつくらない、すべての人々に活躍の機会があることです。

地域社会の中で高齢、障がいを持つ人という〝人の支援を必要とする人たち〟が活躍する機会を一つでも多く創出していくためにも、住まいと就労に対する新たな考え方をかたちにしていく方法を今後も模索し続けたいと思います。

〝思い込み〟を疑い、視点を変えてみる

2025年までに、地域では高齢者のひとり暮らしや高齢者だけの世帯がより一層増加すると言われています。地域包括ケアシステムにおける「自助」「互助」の概念や求められる役割は、時代や地域性の違いに対応しながら変化していっています。

地域には都市、僻地とあるように地域ごとに個性も資源も異なります。都市部では「互助」を期待することは難しくなってきた一方で、民間サービス市場が大きく「自助」によるサービス購入が可能です。かたや都市部以外の地域は民間市場が限定されるものの、「互助」の役割が大きいといったように、地域による違いが顕著になっています。地域の資源は、施設や機能だけでなく、そこに住む人も違えば人と人がつくり上げてきた歴史や文化に至るまで、いろいろなものが違うわけです。

たとえば、人口何万人に対して急性期病棟には何床、特養には何床が必要という数字は出るけれども、その実は数字だけでは測りきれないさまざまな状況が地域ごとにあるのです。そうした意味でも、地域包括ケアシステムにおける答えは一つではありません。

地域包括ケアシステムは、高齢者の自立支援の目的のもとで可能な限り住み慣れた地域で自分らしく暮らしていけるようにと2017年に施行されました。その構築のメドとなっている2025年まであと数年ですが、それでも地域も社会もまだまだ変化していくでしょう。

ここ数年を振り返ってみるだけでも、社会は激的な変化を起こしています。VUCAの時代と言われている不透明な時代だからこそ、現状認識をする努力により一層、力を入れなければならないと思っています。

それにもかかわらず、今あるものが変わることなくそのまま続くと思い込んでいる人たちが多いと感じることも、よくあります。しかし、この「変わらない」というのは思い込みだと私は感じます。そして、人はだれしもこうした思い込みがあるのです。

社会情勢にしても身近なだれかに対しても、現状認識をするときにその思い込みによって判断を見誤ってしまうのです。思い込みで現状認識を誤ったとき、誤解した情報で行動を起こしてしまうというリスクがあると思うのです。

愛生館グループにおいても、地域の方々のさまざまな思い込みを見聞きします。小林記念病院は地域の民間病院として長く存在価値を維持してきましたが、「あそこの病院に入ったら、生きて出てくることはないらしい」などといった耳心地の良くない噂を言われたことがあります。創立78年の歴史の中で急性期病院時代は救急患者も受け入れてきましたから、生死のリスクが高い患者も当然たくさん看てきました。それがあたかも病院の技術の評価のように語られるのです。しかも、十数年前からは、急性期からケアミックス型の医療の提供へと転換しているのにもかかわらず、です。噂を発信する側は往々にして実際に当院での入院経験がなかったり、急性期病院から変わっている事実も知らなかったりと、つまり思い込みによって現状認識ができていないからだと思います。

そして、こうした誤った情報のひとり歩きは当院だけに限ったことではなく、学校でも会社でもどこでもあり得る〝地域あるある〟と言えるでしょう。

愛生館グループで2022年春に立ち上げた複合施設「CORRIN」では、先日こんなことがありました。

「あっちのこども園とこちらの高齢者施設って、つながっているんですか？」

地域交流サロンでお茶を飲まれていた女性が、たまたま私にそう尋ねられたのです。

「そうですよ、どちらも小林記念病院と関係する施設です」

と答えると、え⁉　と驚かれていましたが、私も内心、驚きました。なぜなら、私としては地域交流サロンの利用者なら「ＣＯＲＲＩＮ」を知ってくれているだろうと思い込んでいた部分があったからです。自分の勝手な思い込みと「ＣＯＲＲＩＮ」の地域での周知不足を反省したできごとでした。

世界地図を見るとき、それが日本製のものであれば当然ながら日本列島が地図の中央に位置し、海に囲まれた島国といった印象を与えてくれます。

これを逆さ向きにして眺めてみると、どのような印象に変わるでしょうか。広大な中国大陸を取り囲むように日本列島があり、フォルムもまったく違った印象なのです。逆さで見ると、より中国に脅威を感じたり、世界情勢までもが今までと違った景色で捉えられるから不思議です。

地図の方角は上が北で南は下、右は東で西は左にありますが、それが果たして正解なのでしょうか？　世の中には南が上、北が下の地図も当然あるわけです。日本の教育で学ぶ地図がたまたまヨーロッパ式の地図習慣だったというだけのことで、「上が北で南は下」ということさえも思い込みだと言えるでしょう。

このように、あたりまえだと認識していることが、思い込みであることが生活の中には多々あります。地域共生社会の課題を考えるとき、あるいは組織での人間関係を考えるとき、視点を変えて眺める、そうした柔軟性がときには必要だと思っています。

動機善なりや、
私心なかりしか

私は日々、さまざまな地域の場へ顔を出し、地域共生社会をより良く変えていくための考えを発信してきました。私の考えに共感してくださる人も数多くいらっしゃいました。しかし、その一方で聞き流されることも幾度となく経験しています。それでも特養100床を0床にした事例をはじめ、実際にかたちにしてきたことも多分にあるとも自負しています。

実績を積むことが大切だと言われたりもしますが、それ以前に大切なのは「諦めない心」に尽きると私は思っています。私がしてきたことは、信念を持って有言実行で説き続けてきた、それだけなのです。

それは理想論。どうせ決まったことはもう変わらない――

そんな風に考える人は既に諦めているということです。繰り返しになりますが、「変わらない」というのは思い込みにすぎません。社会はモノではなく、人の集団です。だからこそ、まずは相手が変わると信じることが大事です。

そのとき、当然「諦めない強い姿勢が大切」ですが、そこには大義がないといけません。

京セラの創業者、稲盛和夫さんの言葉に
「動機善なりや、私心なかりしか」
がありますが、大義というのは、志が高ければ高いほど諦めない強い姿勢が維持できるということです。しっかりとした大義があり、志が高いものほど共感してくれる人や応援してくれる人が増えてくれますし、成功する確率は高くなりやすいと思っています。

人は、だれしもが幸せになりたいと思っています。その幸せになるという道筋が、人それぞれの価値観等を含めて違うと思うのです。だからこそ私たちが考える幸せになる方法に対して、「確かにそのほうが幸せになれるね」と思えば、人は行動を変えてくれるものだと思っています。そして、幸せになるというための伝え方の創意工夫は、発信の仕方も大切なのです。

それが組織の従業員であれ、行政であれ、地域であれ、さまざまな人が同じだと思っています。

EPISODE

地域共生社会の中で
だれもが幸せになる道を
未来思考で創造していく

EPISODE 01

医療・介護の現場で求められているのは改善ではなく変革

総務省統計局の公表で2022年の高齢者の人口は3627万人、総人口に占める割合が約3割となったことは、別章で前述した通りです。少子高齢化にますます拍車がかかることで、医療・介護のニーズも急増するわけですが、気がかりなのは社会の支え手の減少です。医療・介護の担い手となる生産年齢人口は2025年の7170万人から2040年には5978万人になると推測されています。言い換えれば、「私たちのサービスを必要とする人の増加」と「サービスを提供する担い手の減少」という需要と供給のバランスにも変化が生じてくるということです。

こうした外部環境の急激な変化に対して、私たちに今求められているのは改善（improvement）ではなく変革（innovation）です。そして、そのためにやるべきことは、業務全体を見える化することで医療・介護現場のニーズや課題を洗い出すことです。

医療・介護の現場で最適なサービスを提供するためには、環境整備が不可欠です。そして現場での負担軽減には最新テクノロジーがとても有効です。愛生館グループでも、電子カルテをはじめ業務のさまざまな部分にＡＩやＩｏＴを導入しています。たとえば、ワイヤレスインカムや記録支援ソフトとしての「すぐろくタブレット」は、情報共有の部分で今やなくてはならないツールです。

また、介護ロボットも積極的に取り入れました。移乗支援「ＨＵＧ」や移動式「ベッドサイド水洗トイレ」を活用しています。実際導入して感じているのは、やはり介護の領域との相性は抜群だということです。だから私は、ＡＩやＩｏＴといった最新テクノロジーを業務フローに融合させながら、医療・介護の現場でさまざまな課題を解決していくことで、新しい介護の世界が切り拓かれていくと思っています。

ところが、組織改革でも街づくりでも、慣習を大切にするあまり新しいことへの挑戦になかなか踏み切れないケースも多いように感じます。便利になると頭では理解していても、実現に至るには上層部や社会のコンセンサスを得るまでに時間がかかりすぎ、ＡＩを活用した取り組みなどは少しずつしか進んでいかないのが現実です。これでは、社会の変化するスピードにまるで追いつかないでしょう。

改善というのは、現在の延長線上に向けていくものです。対して変革というものは、改善とはまったく違う場所から現在を設定していくものです。つまり、変革のはじまりは現在の延長線上ではなく、まったく別の始点から行動していくものだと考えます。多くの方は先進技術の導入について、どうしても現状の延長線上にある世界をイメージしがちですが、変革した先にあるのはまったく違う世界だということです。

今の医療・介護・福祉の在り方における課題というのは、現状に対する価値観、概念の大きな変化に対して、提供する人たちがかつて学んできたことだとか、若い頃と変わらない提供方法の在り方を、時代の変化を受け入れつつ見直せるかどうかということが非常に大事になってくるだろうと思います。

その点、愛生館グループで運営する「特別養護老人ホーム ひまわり・安城」の野村勢津子元施設長は、施設への最新設備導入の意図を理解し、柔軟に対応してくれた従業員の一人です。野村元施設長は高度急性期病院を退職後、小林記念病院で看護介護部長、副院長を務めた経歴の持ち主です。彼女が介護現場のＩｏＴ化に対しても前向きな姿勢で取り組んでくれたおかげで、今の愛生館があるといっても過言ではありません。

コニカミノルタＱＯＬソリューションズ株式会社の見守りシステム「Ｈｉｔｏｍｅ Ｑケアサポート（通称ヒトメク）」を導入した際も、野村元施設長は業界の慣習であった夜間巡視という業務フローの臨床に3カ月間臨み、地道にデータ検証をしてくれました。その結果、「ヒトメク」を活用した常時巡視という新しいフローへの変更に対応してくれました。この共同研究発表が雑誌に取り上げられた影響で、しばらく外部からの見学者が続いたのですが、笑顔で応対してくれたのです。

「良いものは共有して、より多くの人に広げていくことが大切です」

と、野村元施設長は、いつも私の想いを受けとめてくれました。このように、介護施設がさまざまな情報を共有して時代に合った施設に変化していくことで、介護職を目指す人が増える一つのきっかけになると思うのです。

そして、新しいシステムの導入や、改善、変革の積み重ねが、最終的に社会における介護施設の評価や介護職の質の向上につながっていきます。これからも私たちはその努力を惜しまず、挑んでいきたいテーマです。

KEYWORDS

医療・介護の担い手減少の補完にＡＩやＩｏＴを活用

EPISODE 02

こども園計画から始まった、多世代交流の場所づくり

「愛生館でこども園をやる気はありませんか？」

あるとき、地域からそんなお声がけをいただきました。聞けば、碧南市で認定こども園の整備がまだ必要だとのことで、民間の新設のこども園が話題に上がっているとのお話でした。

愛生館グループでは施設の増加とともに従業員の数も増え、医療・介護という職業柄、女性従業員が多く勤務している背景もあり、私は折りにふれて女性が働きやすい職場づくりに必要なものは何かを考えていました。

「やはり、子どもを預ける場所がないと母親は働けないだろう。そうだ託児所をつくろう」

と思っていた矢先のことだったのです。

愛生館グループには、従業員専用の託児所を長年法人で運営してきた歴史があります。私の両親は共に小林記念病院で医師として働きながら、4人の子どもを育てました。きっと子育てしながらの仕事がいかに大変なことか痛感していたからこそ、託児所の必要性を身をもって感じたのでしょう。1980年に従業員寮と同時に院内託児所をつくりました。後に理事長となる父がどのような病院にしていこうかと思案する中で、従業員の働く環境にも慮り、その想いをかたちにした一つが託児所と寮の建設だったと聞いています。福利厚生の観点でも、寮や託児所を完備するのはあたりまえの時代になりましたが、当時は病院が従業員のために託児所を配備するのはかなり珍しいことだったようです。

3階建てのビルで、2～3階は従業員寮、1階の半分が託児所でした。託児所はこじんまりしたつくりながら、保育の中身は充実していたと思います。なにせ私もその利用者の一人でしたから。

従業員の子どもたちと共に私が一日の大半を過ごした託児所が、現在ある「はとぽっぽ保育所」の原点となっています。

愛生館グループでは高齢者施設を地域で整備していく中、施設の増加とともに従業員数も増え、「たくさんの従業員が集うこの地域に、託児所があれば」と考えていました。

「愛生館でこども園をやりませんか？」

そう言われたのは、まさにそんなときのことだったのです。

実際、少子高齢化の時代にあり、地域の子どもを育てる環境づくりがもしかしたら求められているかもしれません。また、民間の新設こども園が注目され始めていたことにも背中を押され、こども園の開設について検討してみることにしました。

認定こども園は社会福祉施設です。そこで、こども園を新たに開設するにあたっては、その場所が子どもに関する社会課題を解決するものでなければいけないと考えました。そこで昨今の社会的な課題は何なのだろうかと考えて、たどり着いたのが子どもたちの世界観を広げるきっかけとなる「地域共生社会」でした。

そして、医療・介護という既存のグループ資源を活用しながら地域の人がどうつながっていくのか、どんどん深堀りしていくと「多世代交流」の場の提供こそが私たちが解決できうる地域共生社会の課題だと思ったのです。


地域には保育園から介護施設まで、さまざまな施設があります。しかし、それぞれが離れた場所にあり、ときには地域から孤立しているような印象さえあります。地域とのつながりがなければ、その施設を利用する子どもや高齢者といった異世代の接点はほぼなく、施設の距離感はそのまま人との距離感になると感じます。

また、核家族化という住まいの変化によって、多世代交流の機会は家庭内だけでなく地域の中からも減ってきています。かつてはお寺や公民館が地域拠点となり、世代間を超えて人が集まる場がありました。しかし時代の変化によって、地域の人同士のつながりが希薄になり、コミュニケーション自体も人が集まる場所も社会から喪失し始めているように思うのです。

同じ地域に暮らしながら、お互いが感じられない世界というのはさみしくもあり、問題があるのではないかと思いませんか？　たとえば、認定こども園を中心として、高齢者、障がいを持つ人、地域の人たちが集まってこられる場ができたら、もっとこの地域が良くなるかもしれません。そこで、さまざまな世代の人が〝互いの存在を感じられる距離感〟のある居場所をつくりたいと考えていたところ、「CORRIN」の構想ができ上がっていきました。

KEYWORDS

地域共生社会＝多世代交流が実現できる場所

EPISODE 03

「えんのまち」構想がかたちに

複合型施設「CORRIN」

愛生館グループでは、今まで高齢者を中心とした事業展開を行ってきました。しかし、地域の中には高齢者だけでなく、障がいを持つ人や子どももいます。私は以前より地域での役割分担という観点から、障がいを持つ人については障がいを専門とする法人へお任せすべきだと考えてきました。しかし、地域共生を実現するならば、年齢も性別も関係なく、ごちゃまぜな施設を創って地域の人たちの縁をつなぐきっかけとなりたい――

そんな想いをコンセプトに開設したのが、本書にたびたび登場している複合施設の「CORRIN」です。「CORRIN」は「コリン」と読みます。このネーミングの由来は「こっちにおいで」という意味を持つ、愛知県三河地方の方言の一つ「来りん」です。親しみやすい名称は、この施設の存在感にも通じています。

地域共生社会というのは、地域で一人ひとりがその人らしく生きられる社会。「CORRIN」では、その実現をモットーとして掲げています。開設にあたっては地域の人たちの意見を取り入れようと、地域共生複合施設協議会も立ち上げて開設準備に臨みました。

愛生館グループでは通称〝ひまわり村〟と呼ばれる碧南市鷲塚地区に、特養、老健、小規模多機能の各施設が点在しています。今回「老人保健施設ひまわり」「特別養護老人ホームひまわり」に隣接する約3000坪の広大な敷地を新たに入手し、幼保連携型認定こども園、高齢者デイサービス、児童発達支援事業所、放課後等デイサービス、地域交流サロンが建ち並ぶ「複合施設CORRIN」をつくりました。敷地内には畑や果樹園もつくられているほか、160台の駐車場を設置し、車を多用する地域の方が集まりやすい場となっています。この「CORRIN」を、年齢、性別や障がいの有無に関係なく、人がごちゃまぜに集い、つながり、何かが始まる場所にしたいと考えています。

この〝ひまわり村〟を拠点として、愛生館グループが目指すのは「えんのまち」づ

くりです。「えんのまち」の中においては、認定こども園は単なるこども園というよ
り、核家族化が進む中での高齢者との接点という位置づけです。〝ひまわり村〟を地域の福祉拠点として、子ども、高齢者、障がいを持つ人、そして地域の人たちが、ごちゃまぜになっている場所をあえてつくることが、〝縁《えん》〟を生み出し、その交わりこそが人をより豊かに育む時間を創出できると考えています。

このように、人と人とのつながりが結ぶ「えんのまち」構想は、人々がより豊かに人生を育み、楽しみを見つけられる居場所を提供したいとの想いから成り立っています。そして、それを実現する場所が「CORRIN」であり、「CORRIN」も含めてさまざまな施設が集まる〝ひまわり村〟なのです。

現在の社会は、核家族化やSNSの浸透、ご近所づきあいを含めて地域とのつながりが希薄になってしまい、新たな社会課題を生み出していると感じます。私はこの「CORRIN」が、地域から孤立してしまったり、地域になじめず居場所がないと感じている人にとって、笑顔で元気に毎日を過ごすきっかけ探しの場となればと思っています。

まだ「ＣＯＲＲＩＮ」ができる前、私が自分の子どもを保育施設まで迎えに行くと、園児のお母さんたちがお迎えの時間の前から園の門のところでおしゃべりに花を咲かせている姿を見ました。私が子どもを連れて帰るときも、おしゃべりが途切れる様子がありませんでした。「ＣＯＲＲＩＮ」を計画するとき、そのときのことを思い出したのです。

「サロンがあったらそこでしゃべってくれるだろう」と。

そして、お母さんたちが集まるそのサロンに地域の高齢者が来てくれれば、若いお母さんたちとお互いの存在を感じられる距離感が実現できるのではないか、と考えたのです。そして、サロンという場所をきっかけに、地域交流や多世代交流につながる可能性があるかもしれません。また、定期的なイベントを開催すれば、交流の機会を地域の人たちに知ってもらうこともできます。

地域には、行政による高齢者事業の一環として、高齢者街角サロンという寄合所がありま す。しかし、高齢者のための居場所であることから、多世代が交流する概念は薄いと感じます。こうした背景から、「CORRIN」には地域交流サロンという位置づけで、だれでも利用できるサロンとして設けました。ぜひ、0歳から100歳まで、たくさんの世代に利用してもらえればと思います。

「CORRIN」は「えんのまち」という構想のもとで、地域とのつながりを深め、変わりゆく地域のニーズに応えられるサービスを提供する場をつくっています。愛生館グループのこうした取り組みが地域にどれだけ役立っているかは、自分たちでは判断できません。なぜなら、それは社会が時間をかけて評価することだからです。だからこそ私たちは地域の方々に「あって良かった」と思ってもらえるよう、これからも努力をし続けたいと思います。

KEYWORDS

社会の評価はあとからついてくる

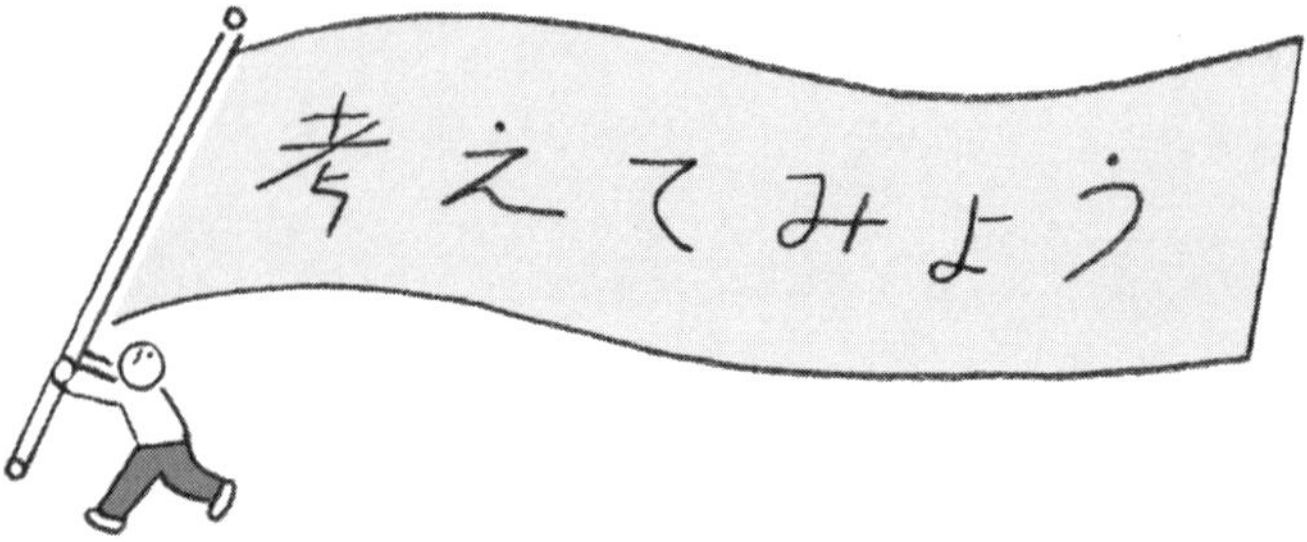

あなたが
今
できることは
なんだろう？

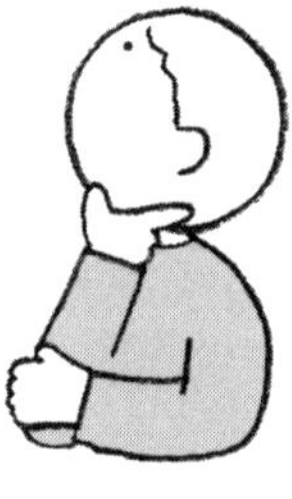

MEMO

ここまで読んで感じたこと、
課題だと思うことを書いてみよう

おわりに

人はだれもが自身の人生を生きることに一所懸命です。そのため、日々の生活を送りながら、自分ごとには敏感で他所ごとには鈍感でいるのが人の常だと思います。ですから、自分を取り囲む地域で今、何が起こっているのか、どこでだれが困っているのか、気づいたり感じたりすることは少ないのかもしれません。しかし、人が生きるためには支え合うことが必要です。とくに地域においては、自分の知らないところで知らないうちにだれかがサポートしていることもたくさんあります。人は一人でも家族でも企業でも、みな地域に生きる人なのです。

だからこそ、地域を支える仕事をしている人たちは、地域にはさまざまな課題があることを積極的に知っておくべきであり、自分でできることは何かと考える必要性があると思うのです。地域のさまざまな課題は、思っている以上に自分の生活や人生の身近なところと関わっています。

たとえば、新型コロナウイルス感染症緊急経済対策として、２０２０年に国が給付した10万円。住民基本台帳に記録されていれば、だれもがもらうことができました。世論で「ばらまき」と叩かれていましたが、あの総額は一体いくらだったか知っていますか？　日本の総人口は1億２３２２万人（２０２２年8月現在）ですから単純計算しても推定12兆円以上です。振込手数料や人件費といった諸経費を考える、さらに高額になることがわかります。

さて、この12兆円は一体だれが返すのでしょう。「10万円もらえた、ラッキー」と言って、次世代へのツケ回しでよいのでしょうか。

社会保障というのは、あくまでも社会経済の中で働いた分の一部を困っている人たちに支援する仕組みです。これを家庭に置き換えてみたとき、何らかの事情で収入を得られないお父さんやお母さんがいたとしても、子どもや高齢者に変わらない生活を提供できますか？　お父さん、お母さんは働いて稼いだ分からその一部を「子どもや高齢者の生活費」として捻出するわけですから、財源がなければ提供できるはずもありません。

今年度、過去最高額の税金を集めながらも国は増税を目指し、「生活に困っている人のために」と支援金が給付されながらも貯蓄額はこのコロナ禍でも毎年更新されています。「生きる」ということは大変です。しかし、「今、大変だからなんとかしてくれ！」と目先の現実にとらわれていては、未来の人の責任を増やす一方です。今享受しているものを見直すなど、未来の人たちのことを考えて行動する人が一人でも増えないといけないのではないかと、私は常々思っています。

本書で地域包括ケアシステムの有効性や必要性を言及しました。しかし、現在、地域包括ケアシステムは高齢者限定であり、社会保障費の中心は当然ながら高齢者です。医療介護費用の国家負担や、高齢者への年金総額が増える一方なために日本では高齢者が社会課題の中心になりがちですが、そろそろ未来を創る若い人たちへの支援を考えるべきだと思うわけです。私は、地域を一体的に考える仕組みとして、地域包括ケアシステムを高齢者以外にも広げてみてはと考えています。

ただそのためには、あらゆる世代同士が互いに信頼関係を結ぶ必要があります。人と信頼関係を構築するのは大事なことです。信頼という字は「人の言うことに頼る」と書くように、この人の言うことは本当かどうか、相手も見ているわけです。

だからこそ私は、地域や社会に正々堂々と話をするために私たちの本業である医療・介護・福祉の事業をしっかりと取り組むのです。他者からの信頼を得るためだけにやっているわけではありませんが、地域について考え、意見を発信していくことは、たくさんの地域の人を巻き込んでいく作業です。それも踏まえて地域との対話の場をつくることはとても重要なのです。

場所を見つけたら人々の先頭に立って自らが手本となる〝率先垂範〟というかたちで出て行き発信していく――。そういう意味でも、本業をきちんと果たしていくのは大前提だと思っています。

所詮、自分ひとりの発信力などたかが知れています。情報をいろいろなところに展開していく意味でも、仲間探しが欠かせません。地域の中で「愛生館さんてね、今こんなことをしているよ」と発信してくれる仲間を増やしていかなければと思っています。共感、理解をしてくれる人が増えることで、地域の明るい未来をつくっていくことに近づいていくのではないかと思っています。

これからの地域に求められることは、行政や事業所、団体などという枠組みではなく、「こういうものが今、地域に必要だ！」と強く想う人が現れることじゃないでしょうか。想いが強く、真剣であればあるほど、それは必ずかたちになります。そう、想いは実現するのです。逆に、想いがなければ実現しません。地域における社会課題の実現もまた然りです。

「複合施設ＣＯＲＲＩＮ」を一つのかたちとして捉えるならば、「縁《えん》がつながる場所が必要だ」ということで地域の人たちを巻き込みながら想いをかたちにしていきました。何もないところからかたちにするのは、ハードルが高いことですが、モデルやたたき台があればそれを参考にいろんなことはやりやすくなります。

大切なのは、どれだけ真剣に想えるか。その一点にかかると思います。

世の中の大多数の人は、今あるものがそのまま続くと信じて疑っていません。そう、今の延長線上に未来があると思っているのです。しかし、ＶＵＣＡ時代と言われ非常に先ゆきがわからない時代に、まず今の延長線上に未来はないでしょう。

「今の常識は未来の非常識」というように、常識は変わってくる時代なのです。だからこそ、それぞれの立場で未来を考え、多くの人と話し合いながら、共に次世代の人たちのために行動していきましょう。

人はだれもが幸せになりたいはずです。みなさんが幸せに向かって進む道と、愛生館が事業を通して、従業員や地域と地域の人たちを幸せにするために向かって進む道があります。その道と道が合致することが私たちの理想です。共にベクトルを合わせて、互いが互いの目指すべき姿を共有し、確認することを続けながら、地域の未来をつくっていきたいと思っています。

小林 清彦 こばやし きよひこ

2001年に松本歯科大学卒業。 社会医療法人大雄会を経て、2004年に愛生館で勤務開始。 人事・経理や事業所長などに従事しながら口腔ケアの充実を行う。 2013年に社会福祉法人理事長に、2018年にグループ代表に就任。「0歳から100歳まで、すべての人を支援する仕組みづくり」を追求し、医療・福祉・介護施設を展開する一方、2022年にはこども園と高齢者デイサービス施設、障がい者施設、地域交流サロンなどの複合施設「CORRIN」を開設。

愛生館
グループ

愛生館広報誌
「広報ひまわり」

愛生館
ブログ

愛生館公式
Facebook

愛生館公式
Instagram

愛生館
紹介movie

地域を変える、日本の未来をつくる！
地方病院からはじまった型破りなイノベーション

発行日　2023年4月21日　第1刷

Author　小林清彦

Illustrator　須山奈津希

Book Designer　小林祐司（本文デザイン+図版デザイン+DTP）

Publication　株式会社ディスカヴァー・トゥエンティワン
〒102-0093　東京都千代田区平河町2-16-1 平河町森タワー 11F
TEL　03-3237-8321（代表）03-3237-8345（営業）／FAX　03-3237-8323
https://d21.co.jp/

Publisher　谷口奈緒美
Editor　村尾純司（編集協力：豊田直人／都築由平／名倉綾乃／増田晃子）

Proofreader　小宮雄介
Printing　日経印刷株式会社

ISBN978-4-910286-33-4　CHIIKIWOKAERU NIHONNOMIRAIWOTSUKURU by KOBAYASHI KIYOHIKO